DE L'ACTION
RECONSTITUANTE
DES
EAUX DE SALINS

DEUXIÈME ÉDITION

Ouvrages de M. le Dr A. DUMOULIN

Docteur en médecine de la Faculté de Paris, Ancien interne lauréat des hôpitaux de Paris, Lauréat de l'Académie de Médecine, Médecin Inspecteur des Eaux de Salins, Membre de la Société d'hydrologie, de la Société Médicale d'Emulation, de la Société anatomique, de la Société de Médecine de Besançon.

---

1. **De la Cachexie syphilitique.** Thèse inaugurale. Paris, 1848.
2. **Quelques considérations sur la pathogénie des corps mobiles des articulations.** Paris, 1849.
3. **Considérations sur quelques affections scrophuleuses observées chez le vieillard.** Paris, 1854.
4. **Considérations sur la pathogénie et sur le traitement du diabète,** 1877.

ÉTUDES MÉDICALES SUR LES EAUX DE SALINS.

5. **Des Eaux minérales de Salins.** Paris, 1860.
6. **De l'eau de la source de Salins et de son emploi en thérapeutique.** Paris, 1861.
   (Mémoire publié dans la Revue d'hydrologie médicale française et étrangère de Strasbourg).
7. **Du traitement du rhumatisme par les eaux minérales.** Paris, 1861.
8. **Études de chimie, de matière médicale et de thérapeutique sur les eaux minérales de Salins.** Paris, 1863.
9. **Des conditions pathogéniques de la phthisie au point de vue de son traitement par les eaux minérales.** Paris, 1865.

EN VOIE DE PUBLICATION :

Considérations sur le traitement des maladies chroniques par les eaux minérales, in-8°.

Du Traitement de la scrophule. in-8°.

Des premières vérités sur la médecine ; lettres médicales, 1 vol. in-8°

Examen de l'influence de la philosophie sur les systèmes de médecine. Classification basée sur la nature pathologique des maladies, 1 vol. in-8°

DE L'ACTION
RECONSTITUANTE

DES

EAUX DE SALINS

PAR

Le Dr A. DUMOULIN

Ancien interne lauréat des Hôpitaux de Paris,
Lauréat de l'Académie de Médecine,
Médecin-Inspecteur des eaux de Salins,
Membre de la Société d'hydrologie, de la Société médicale d'émulation,
de la Société anatomique, de la Société de médecine de Besançon.

DEUXIÈME ÉDITION

LONS-LE-SAUNIER
IMPRIMERIE ET LITHOGRAPHIE DE VICTOR DAMELET

1877

PRÉFACE

Cette étude médicale sur les eaux bromo-chlorurées sodiques de Salins, est une deuxième édition.

La première, qui date de 1865, est épuisée depuis longtemps.

Ce travail m'a été beaucoup demandé et c'est pour ce motif que, après l'avoir revu et augmenté, j'en donne une seconde édition.

Ce mémoire n'aurait nul besoin d'une préface si quelques mots d'explication ne nous paraissaient nécessaires, afin que le lecteur sût aussitôt dans quel esprit il est fait et quel est son but.

A une époque où l'on attend des eaux minérales la cure des maladies *chroniques*, il est d'autant plus important de se livrer à des études sérieuses sur cette branche de l'art médical.

Partant de ce principe que les eaux minérales sont des *médicaments*, nous pensons que leur étude se compose de deux parties. Une première est du ressort du chimiste et du médecin ; la seconde appartient au médecin seul.

Par la chimie, l'on décompose l'eau minérale et l'on apprend la nature des éléments solubles qu'elle s'est appropriés dans les profondeurs de la terre. La connaissance de ses propriétés physiques et chimiques et la notion de la manière dont elle se comporte quand elle est administrée à l'homme en état de santé constituent ce que l'on doit savoir à son sujet, comme à propos de tout autre médicament, sous les rapports de la *chimie* et de la *matière médicale*. C'est l'histoire physique et chimique du médicament. C'est tout à la fois, je le disais plus haut, l'œuvre du chimiste et du médecin. C'est le *travail d'analyse*, indispensable pour le *travail synthétique* qui doit le suivre. Ce dernier appartient spécialement au médecin et il a rapport à l'accommodation du médicament à telle maladie ; il est du domaine de *l'art médical :* il suppose deux études préalables : celle du médicament considéré dans ses propriétés physiques et chimiques ; celle de la pathologie qui est appelée à fournir la raison scientifique de l'accommodation du médicament à la maladie.

Dans cette voie, toute étude théorique et clinique sur les eaux minérales aura du moins le mérite de ne rien faire que pour la science et par la science. C'est du reste le seul moyen de faire l'étude scientifique des eaux minérales, comme de tous les médicaments, au point de vue de la matière médicale et de la thérapeutique.

DE L'ACTION
RECONSTITUANTE
DES
EAUX DE SALINS

C'est parmi les eaux minérales que l'on trouve les médicaments qui modifient le mieux et le plus sûrement les maladies chroniques et une foule d'affections qui en procèdent. Les études sérieuses d'hydrologie ont apporté à la thérapeutique un contingent de faits nombreux et remarquables. A l'heure actuelle, un traité de thérapeutique qui laisserait dans l'oubli les eaux minérales ou qui, ne leur accordant pas le rang qu'elles peuvent occuper, ne les citerait que pour mémoire, ce traité serait un livre à laisser de côté, parce qu'il serait incomplet. Il faudrait aussi peu considérer tout traité, au point de vue médical bien entendu, qui n'aurait la prétention que d'envisager les eaux minérales sous le rapport de leur composition chimique. Dans ces termes exclusifs, un livre ainsi fait ne serait plus qu'un guide en un système médical suranné, la *iatro-chimie,* système qui peut être bon à consulter, parce que toute étude a sa valeur, dût-on même faire aussitôt la preuve contraire des faits qui y sont énoncés, mais que l'on ne saurait plus suivre aujourd'hui en pratique. Puis, les eaux minérales, qui sont bien en effet des médicaments et auxquelles s'applique parfaitement la définition que l'on en donne aujourd'hui, *substance étrangère au régime de l'état de santé, ou au moins réduite sous une forme étrangère à ce régime, qu'on applique extérieurement, ou qu'on fait prendre à l'intérieur pour un but curatif* (Dictionnaire de Nysten, 11e édition), les eaux minérales, dis-je, sont des médicaments, d'une nature particulière, je l'accorde. Il faut les prendre *telles qu'elles sont*, sans y trop toucher pour ainsi dire. L'eau minérale vaut par l'ensemble des principes qui la constituent, mais ensemble naturel et non factice. Ce n'est point un produit pharmaceutique, c'est un agent médicamenteux naturel que choisit la thérapeutique. L'on ne saurait reproduire une eau minérale, l'on peut faire sans doute un composé qui ait de la valeur, qui soit utile même, mais ce composé ne sera jamais une eau minérale.

Les eaux minérales, loin des sources, ne sont même plus, pour un grand nombre d'entre elles, ce qu'elles sont quand elles émergent des entrailles de la terre. L'embouteillage, le transport, n'agiraient-ils que d'une manière peu sensible sur leur composition, les laissent cependant en un état qui n'est pas leur situation normale. Toutes ces manœuvres ont-elles anéanti une force virtuelle? C'est fort possible. De bons esprits l'ont admis. D'autres bons esprits également ont trouvé fort difficile, en cette matière qui, ont-ils pensé, est du domaine exclusif de la physique, d'admettre ce que l'on ne peut constater par les sens. Toutefois, les uns et les autres s'accordent généralement, j'en excepte les médecins chimistes purs, à voir dans les eaux minérales des médicaments différents des produits des officines. Il est certain qu'on les décompose et qu'on ne les recompose pas. « En analysant une eau minérale, a dit « Chaptal, on n'en dissèque que le cadavre. »

Cependant, je veux très-bien comprendre le service que la chimie est appelée à rendre ici. Au médecin seul appartient de faire la clinique des eaux minérales, mais le chimiste jalonne la route en faisant connaître la composition de ces précieux médicaments et en mettant en évidence leurs propriétés physiques; puis, le médecin profite de ces découvertes pour chercher à mieux choisir dans la longue série de ces remèdes, pour tâcher de faire concorder trois éléments importants en toute science, la *tradition*, c'est-à-dire le témoignage des hommes, le *sens commun ou l'évidence*, c'est-à-dire, *en médecine*, le côté empirique de l'art, la *relation des sens*, c'est-à-dire, pour le sujet qui nous occupe, l'expérimentation des principes qui constituent l'eau minérale, expérimentation appliquée aux nombreuses affections qui procèdent de plusieurs maladies constitutionnelles. Or, la *tradition*, le *sens commun ou l'évidence* et la *relation des sens* sont les trois éléments de la certitude, en médecine, comme dans toutes les branches des connaissances humaines. Comme la vérité, la certitude est unique.

Il m'a toujours paru utile de partir de principes bien définis, bien posés. Si, entre ces deux termes d'un problème, 1° les eaux bromo-chlorurées sodiques de Salins, 2° une action reconstituante, nous ne trouvons point d'opposition, si les trois bases de la certitude philosophique, certitude qui, comme je le disais à l'instant, doit exister en tous les jugements, que ceux-ci portent sur telle branche que l'on voudra des connaissances humaines, si ces trois bases s'intercallent aisément entre les deux termes de ce problème et qu'elles leur soient trait d'union, c'est qu'à coup sûr, les eaux de Salins possèdent réellement les vertus qu'on leur accorde. — J'aurai à faire cette démonstration.

Je divise ce livre en cinq chapitres :

Dans le premier, je donne quelques détails sur la topographie de Salins. Il n'est pas sans intérêt de connaître le lieu où l'on va et d'ailleurs, dans cette description, on retrouvera la *notion traditionnelle* des eaux de Salins, au point de vue médical.

Dans le deuxième, je présenterai l'analyse chimique des eaux, eaux-mères et sels d'eaux-mères de Salins. Cette analyse appartient à O. Réveil (1).

Dans le troisième, j'examinerai l'action physiologique des eaux de Salins. Ma *conclusion* sera la *notion de l'action reconstituante des eaux bromo-chlorurées sodiques*

Dans le quatrième, je traiterai du *mode d'emploi des eaux de Salins* J'aurai à établir la *comparaison entre l'usage des eaux de Salins et l'usage de l'eau de la mer* et aussi *entre les eaux de Salins et les eaux de l'Allemagne*, avec les *eaux de Kreuznach et de Nauheim en particulier*.

Le deuxième et le troisième chapitres *ont rapport surtout aux études de chimie et de matière médicale sur les eaux de Salins.*

---

(1) Etudes de chimie, de matière médicale et de thérapeutique sur les eaux minérales de Salins, par MM. les docteurs O. Réveil et A. Dumoulin, médecin inspecteur des eaux de Salins, 1863.

Le cinquième chapitre comprend les *études de thérapeutique sur ces eaux importantes*

Dans ce chapitre, j'aurai à démontrer les riches ressources que l'on rencontre dans ces eaux, comme *traitement hygiénique,* comme *traitement prophylactique*, comme *traitement curatif des formes premières ou acquises de plusieurs maladies constitutionnelles*.

A propos du *traitement hygiénique*, je montrerai les eaux de Salins comme *modificateur du tempérament, de l'idiosyncrasie, de la constitution.*

Après avoir lu ce livre, l'on sera convaincu de la puissance d'action des eaux bromo-chlorurées sodiques de Salins contre un grand nombre de ces maladies *où la débilité domine, masque la forme pathologique de la maladie et lui imprime souvent un cachet spécial, presque toujours grave.*

CHAPITRE PREMIER.

1° *Topographie.* — Il n'y a rien à mon avis, qui soit plus à considérer pour les malades, et pour les médecins qui envoient leurs clients à des eaux minérales, que de connaître la topographie du lieu. Sans explication aucune, l'on sent l'importance de la chose ; l'on comprend parfaitement qu'il n'est point indifférent d'aller chercher une médication reconstitutive en quelque lieu que ce soit. Les conditions de salubrité sont en effet indispensables. Sous ce rapport, Salins offre toutes les garanties que l'on peut désirer.

La ville est élevée de 331 mètres au-dessus du niveau de la Méditerranée ; elle appartient au premier gradin de la chaîne du Jura. Celle-ci se dirige de l'Ouest à l'Est, et, par une bizarre disposition, la ville, au contraire, ou plutôt la gorge qui la renferme, se dirige du Nord au Midi.

Deux montagnes, qui s'élèvent à l'Est et à l'Ouest, resserrent la ville, qui représente une gorge limitée par le pied de ces hauteurs. L'une se nomme la montagne de *Saint-André* et l'autre la montagne de *Belin*. Elles supportent l'une et l'autre un fort encore assez important aujourd'hui. Il existait autrefois à Salins des fortifications étendues et assez considérables, tant par la nature des ouvrages que par leur situation même où l'espace compris entre les montagnes et la ville constituait une sorte de fossé, pour mériter le nom de ***Portes des Bourgognes (Portœ Burgundiarum*** . Une autre montagne, située au nord de la ville, ***Poupet***, mesure **458** mètres au-dessus du niveau de la Méditerranée. Cette montagne, dont la base est large, est couverte de cultures, jusqu'à un point assez élevé de son sommet. Elle peut être pour les baigneurs, comme les forts de Saint-André et de Belin, un but de promenade. Du Nord au Sud, la ville est traversée par une rivière qui est presque à sec pendant les grandes chaleurs, mais qui est très-haute quand il a plu dans les montagnes. Cette rivière se nomme la Furieuse. Les bords et les hauteurs qui la dominent à l'Ouest forment un paysage très-accidenté et très-remarquable.

Quant à la constitution géologique du pays, elle offre au savant de nombreux éléments d'études. On sait que les terrains du Jura servent de terme de comparaison en géologie. Ils occupent une grande étendue en France, en Angleterre, en Allemagne et dans toutes les parties du globe.

Je ne pourrais mieux faire que de rappeler ce que M. Carrière rapporte de la constitution géologique de la vallée de Salins.

« Le fond de la vallée qu'occupe Salins a pu être étudié à l'aide de trous de sonde qu'on a pratiqués à travers les terrains pour augmenter l'abondance et le degré de saturation des sources. Cette formation fondamentale qui s'appelle le ***Keuper***, en langue géologique, présente sous Salins, pour nous exprimer comme M.

Jules Marcou, le plus grand développement et offre les plus belles séries. C'est là que sont les couches salifères, couches d'une grande puissance, puisqu'elles fournissent, depuis des siècles, un si riche contingent à l'exploitation. Là sont encore des chaux sulfatées qui forment pour la contrée une autre branche d'industrie. Des grès, des schistes ardoisiers, des calcaires bitumineux complètent cette série remarquable. La seconde formation, qui succède immédiatement à celle qui lui sert de point d'appui, peut être étudiée sur les flancs des montagnes et au fond des carrières de gypse ; elle présente des roches pénétrées d'échantillons du règne animal et végétal, des marnes irisées ou des marnes ordinaires, condition qui enlève à cette formation la cohésion et la solidité. Des couches plus compactes constituent la troisième. Il y a bien, par le retour des marnes, des couches calcaires qui se décomposent facilement, sous l'influence des agents atmosphériques. L'une d'elles porte le nom caractéristique de Roche-Pourrie, et offre de loin l'aspect d'un château en ruines ; mais dans les hauteurs de Poupet, sous le fort Saint-André, sous celui de Belin, et enfin sur les rives mêmes de la Furieuse, on trouve d'imposantes masses de calcaire portlandien ou de calcaire analogue par sa consistance, qui semblent défier les injures du temps.

« Cette composition du sol, cette disposition des couches sont un élément essentiel de pittoresque. La formation moyenne s'étant décomposée en grande partie, ayant laissé s'échapper des couches de marne sous l'influence dissolvante des eaux, la formation supérieure s'est brisée au-dessus d'elle. De là, des ravins profonds, des montagnes coupées en deux par la violence au-dessus de toute force connue ; de là, des écroulements qui mêlent les couches entre elles et offrent au géologue des énigmes à deviner. Ces effets, déjà si remarquables en eux-mêmes par les coupes, par les déchirements singuliers qui frappent la vue dans quelques points de la campagne, se complètent par les effets fournis par la couleur. Les marnes qui portent des teintes si variées, les gypses transparents ou éclatants de blancheur mis à nu par tous ces bouleversements, forment entre eux des oppositions qui ne contribuent pas peu à jeter sur le paysage un caractère qu'on retrouve rarement, même dans les lieux les plus accidentés. Nous venons de démontrer cependant que cette campagne n'offre pas seulement un spectacle pour les yeux, elle offre aussi un aliment à l'attention, une ressource pour la pensée, un stimulant pour les recherches. C'est un avantage à côté de ces eaux minérales qui, loin d'exiger le repos et la retraite pour leur efficacité, réclament, au contraire, l'exercice sous toutes ses formes, la gymnastique et le mouvement pour le corps, l'activité pour l'esprit. »

2° *Ancienneté des eaux et époque de leur exploitation.* — Les *Hériens* qui occupaient autrefois le territoire de Salins, puis les Romains, après la conquête de cette région des Séquanes, ont parfaitement connu les sources d'eau salée et peut-être quelques-uns de leurs usages en médecine. De Salins, où se trouvait la principale saline des Séquanes, on faisait des exportations de viandes salées. Strabon s'exprime en des termes qui ne laissent aucun doute à ce sujet : « *Ex Sequanis optima suilla salsamenta Romam perferuntur.* » Après bien des vicissitudes, cette riche contrée qui avait valu à ses habitants, avant la domination romaine, le nom d'*Hériens* (du mot celtique *Her*, conservé encore dans la langue allemande, qui veut dire *riche*), tour à tour pays bourguignon, pays allemand, ravagé au huitième siècle par les Sarrasins, deux cents ans plus tard par les Hongrois, objet de la convoitise de tous, échut au dixième siècle, en **941**, à un comte de Mâcon, Albéric, qui fut la tige des comtes de Bourgogne et des sires de Salins. Vers le milieu du quatorzième siècle, le duc et comte de Bourgogne, Eudes IV, perdit les salines et le territoire de Salins, les seigneurs franc-comtois s'étant révoltés contre la domination bourguignonne. Depuis, ce pays fut tour à tour franc-comtois, espagnol et définitivement français, par l'annexion définitive de la Franche-Comté à la France, sous Louis XIV.

Je ne veux pas me livrer à une recherche historique étendue sur l'usage thérapeutique de l'eau de Salins. Des investigations de cette nature exigeraient des commentaires nombreux que ne comporte point la nature de ce livre. Je pense même que la tradition, à moins que son texte ne soit parfaitement formel, très-explicite, à l'abri de toute erreur, ne peut avoir, comme élément de certitude, une prétention inopportune de vieillesse très-avancée, car alors on peut ne s'appuyer que sur ce qui n'est que chaos et qu'incertitude ; l'on court le risque, en interprétant les choses à sa manière, de leur donner parfois une signification qu'elles n'ont point en réalité. Un ancien médecin de Salins, Germain père, décédé il y a quatorze ans, auquel la science géologique doit beaucoup, surtout dans ses applications au territoire de la Franche-Comté, attribuait une origine fort ancienne à l'usage thérapeutique de l'eau de Salins. Je veux citer son texte, qui a certainement de l'intérêt, tout en m'abstenant de le discuter comme je serais disposé à le faire. Je ferai donc remarquer seulement que, dans le passage de la vie de saint Anatoile, où il est fait mention des usages thérapeutiques de l'eau de Salins, il n'y a rien qui soit précis, il n'y a la relation d'aucune pratique qui réponde à une indication formelle. « Si l'on ne trouve point de vestiges d'anciens bains dans cette localité, il est néanmoins très-probable que, même à l'époque celtique, ces eaux servirent à la fabrication du sel commun, de même qu'au traitement des maladies. La découverte, à Salins, d'une baigneuse en bronze, accroupie sur le linge qui avait servi à l'essuyer, fait conjecturer qu'il existait au bord de la Furieuse un *balnea* ou établissement de bains, qui remonte aux premiers temps de l'empire romain, à cause de la perfection rare de cette statuette, au bas de laquelle est sculptée une écrevisse, signe zodiacal qui annonçait l'époque de l'année favorable aux bains. Cette interprétation n'a rien de hasardé, quand on pense à l'importance hygiénique que les Romains attachaient à l'usage des bains minéraux et à la création d'établissements de ce genre sur les rivages maritimes, ainsi que dans tous les lieux pourvus d'eaux minérales soumis à leur domination ; ils furent détruits, de même que celui de Montmorot, près de la saline de ce nom (Jura), avec les autres monuments de leur civilisation, lors des invasions des peuples du Nord ; mais les anciens habitants de la contrée des Hériens, qui avaient conservé par la tradition les souvenirs de l'efficacité médicale des eaux salées, continuèrent à les employer pour combattre diverses maladies. Nous lisons dans la vie de saint Anatoile, patron de Salins, écrite au douzième siècle, le passage suivant ; il confirme en partie ce que j'avance, et donne à ces conjectures le caractère de la vérité :

« De l'archevêché de Besançon dépend une région appelée Scoding, dans laquelle est une vallée traversée par une route qui conduit à Rome : ***Romano itineri pervia, quæ Salinis bene sub nomine dicitur;*** le nom de Salinum que porte cette ville lui convient d'autant mieux qu'on fabrique en cet endroit une grande quantité de sel. Au-dessus de cette gorge s'élève une montagne d'un aspect agréable ; on lui donne, à cause de son beau site, le nom de Mont-d'Or, *Mons aureus*. A ses pieds, s'échappe une source limpide, dont l'eau employée sous forme de bains, a la propriété de guérir un grand nombre de maladies. ***Fons limpidissimus emanet, qui diversis œgrotantibus, si eo lauti fuerint, sanitatem accommodat.*** » (Bolland., *Acta sanct.*, 3 febr.) » (***Sources minérales de la saline de Salins,*** par le docteur Germain père — page 227). L'auteur a soin de nous dire que cette citation se rapporte aux sources salées qui jaillissent au pied de la montagne de Saint-André : elle s'appelait *Mons aureus* non à cause de la beauté de son site, mais parce qu'elle recélait dans ses couches profondes le trésor minéral des sources salées. Encore une fois, je ne veux en aucune façon contester l'antiquité de l'emploi thérapeutique de l'eau de Salins, je veux dire seulement par là que je ne partage point ce mode de procéder dans l'histoire de l'art médical. Comme je l'ai dit, il faut toujours se garder des interprétations et, d'ailleurs, il n'existe point en tout ceci la netteté et la précision que l'on veut dans les choses de l'histoire.

L'établissement des bains, fondé en 1858, est situé au centre de la ville, au pied même de la montagne que couronne le fort St-André. Il a été construit sur le lieu même de la source qui est sous les constructions, à quatre-vingt-cinq marches au-dessous du sol, Il y a trois sources voisines l'une de l'autre, qui sortent de la roche dolomitique et se réunissent en une seule, celle que l'on appelle la source de l'établissement ; elle ne sert que pour les usages du traitement à Salins. L'eau est froide, elle est à une température moyenne de 10° c. Une machine hydraulique dont la roue est mise en mouvement par une prise d'eau sur la Furieuse et également, pendant la saison des bains, par l'eau qui s'échappe du déversoir d'un canal dans lequel se répand l'eau des baignoires, la distribue dans l'établissement. Cette eau est chauffée pour les usages du traitement. Le rendement de la source, par 24 heures, est en moyenne de 3,400 hectolitres. Afin de ne pas être au dépourvu, non pas que la source diminue notablement de quantité par les temps de sécheresse, mais parce que la prise d'eau peut quelquefois n'être plus assez forte pour faire mouvoir suffisamment vite la roue de la machine hydraulique, l'on a fait construire un réservoir en un point de la ville peu éloigné. Ce réservoir, situé sous la place Saint-Jean, renferme 502,817 litres d'eau. Il est construit de telle sorte qu'il forme, avec les conduits qui y aboutissent, une branche d'un syphon dont la seconde branche est constituée par une construction élégante, une tour à la partie supérieure de laquelle sont placées de grandes cuves toujours pleines d'eau qui y est amenée par la machine hydraulique et qui, d'autre part, sont en communication, avec le réservoir de la place Saint-Jean. C'est ainsi, par le niveau du terrain et des constructions, que se trouve très-ingénieusement établi ce syphon.

A la partie supérieure de cette tour se trouvent encore quatre cuves plus petites, à quarante-cinq pieds au-dessus du sol, contenant l'eau qui doit servir aux douches. On voit que la force de projection est suffisamment grande : on peut d'ailleurs la graduer et l'amoindrir si l'on veut, en ouvrant plus ou moins les robinets. Il y a quatre cabinets de douches, deux pour les hommes, deux pour les femmes. On peut doucher dans les quatre cabinets à la fois. Cinquante-cinq baignoires, les unes en pierres du Jura, les autres en fonte émaillée, dont vingt-cinq réservées aux hommes et trente aux femmes, assurent un service facile et rapide. Tous les cabinets de douches correspondent avec un cabinet de bain, de telle sorte que les malades peuvent, sans aucune difficulté et sans s'exposer au froid, passer de la douche au bain ou du bain à la douche.

Les eaux-mères sont amenées de la saline de Salins située dans la ville, à une petite distance de l'Etablissement des Bains, par des conduits dans deux grands réservoirs en plomb. Elles sont ajoutées suivant les besoins, en quantité variable, à l'eau des bains, afin d'augmenter la minéralisation. Mais, je le dis de suite, comme je l'ai déjà démontré en 1861, dans mon ***Mémoire sur l'Eau de la source de Salins et son emploi en thérapeutique***, extrait de la revue médicale française et étrangère, de Strasbourg, l'eau de la source est la base du traitement.

Une grande piscine, de forme ronde, à toiture très-élevée, où l'air circule aisément, ayant des cabinets séparés disposés sur le pourtour, renferme 86,000 litres d'eau. Elle a un peu plus d'un mètre de profondeur. On peut y nager très-aisément, on y descend avec facilité par des marches qui vont jusques au fond. Celui-ci est très uni et ne cause aux pieds aucune impression désagréable. Un large déversoir permet de renouveler l'eau de la piscine très-facilement. C'est entièrement de l'eau de la source qui s'y trouve. Elle est chauffée et portée à environ 32° c. Plusieurs heures sont réservées aux dames, et plusieurs aux messieurs.

Il y a à Salins une série complète d'appareils hydrothérapiques: bains de cercle, douches variées, en arrosoir, en jet, en lame, douches verticales, en petite et en grande piscine, immersion dans une piscine où l'eau est sans cesse mouvementée par une lame d'une largeur de près d'un mètre qui arrive avec force et agite sans cesse l'eau, douche en bain de siége, périnéale, vaginale, lombaire, fauteuils pour sudation, etc.

L'eau de la source est bue, comme je le dirai plus loin, avant, et mieux pendant et après le bain. On la prend telle qu'elle vient de la source, et elle est bien digérée. J'y fais ajouter quelquefois, comme addition, du sirop de gomme.

Cet établissement de Salins, un bienfait pour la contrée, un service rendu à la France qui peut trouver chez elle un lieu parfaitement installé pour prendre les eaux que naguère elle allait chercher en Allemagne, a tenu à ne négliger aucune des exigences d'un traitement vraiment médical. Il a à sa disposition une eau excellente, qui répond aux besoins d'un grand nombre, et, aujourd'hui, les faits cliniques, recueillis et classés scientifiquement, lui font une tradition.

CHAPITRE DEUXIÈME.

ANALYSE CHIMIQUE DES EAUX, EAUX-MÈRES ET SELS D'EAUX-MÈRES DE SALINS (1).

En **1861**, nous avons publié dans les *Annales de la Société d'hydrologie médicale de Paris*, t. VII, un travail sur les eaux du trou de sonde, les eaux-mères et les sels d'eaux-mères de Salins (Jura) ; les divers échantillons soumis alors à notre analyse, avaient été adressés à la Société d'hydrologie par feu le docteur Germain père. Les différences que nous avons constatées entre les résultats de nos analyses et ceux qui avaient été obtenus précédemment par M. Desfosses de Besançon, d'un côté, et par MM. Dumas, Pelouze, Favre de l'autre, nous avaient fait désirer de nous livrer à une étude plus approfondie des eaux de Salins, de rechercher l'iode par les méthodes d'investigations plus rigoureuses récemment introduites dans la science, et de fixer avec exactitude le chiffre du brome qu'elles renferment.

Il importe de ne pas confondre les eaux de Salins qui servent à l'alimentation de l'établissement des bains dont nous allons parler, avec l'eau du trou de sonde employé à l'extraction du sel de cuisine dont nous avons fait

(1) *Ce travail d'analyse appartient à M. O. Réveil. Il date de* 1865.

connaître la composition dans notre publication de 1861. Les eaux qui font l'objet du travail que nous publions aujourd'hui ont été puisées par nous en 1861, à la source de Salins; il ne peut donc exister aucun doute sur leur authenticité; nous dirons de même pour les eaux-mères et les sels d'aux-mères.

Les eaux de Salins appartiennent au groupe des eaux chlorurées sodiques, fortement minéralisées; elles sourdent au milieu d'une roche dolomitique à une profondeur de 22 mètres au-dessous du sol, elles sont situées au-dessous de l'établissement.

La roche de Salins au sein de laquelle sourdent les eaux, nous a présenté la composition suivante:

Sels solubles presque exclusivement formés par des chlorures de sodium	0,03
Acide silicique	9,00
Carbonate de chaux	78,00
— de magnésie	13,02
Peroxyde de fer	Traces.

Le fragment de roche analysée avait été détaché à une distance de six à huit mètres du puits dans lequel l'eau avait été puisée.

L'analyse démontre que l'eau de Salins utilisée dans l'établissement des bains, les eaux-mères et les sels d'eaux-mères renferment les mêmes éléments, les proportions seules varient; il nous suffira par conséquent d'indiquer les procédés que nous avons employés pour doser les éléments de l'un de ces liquides, sans qu'il soit nécessaire de les répéter pour les autres.

EAUX-MÈRES DE SALINS.

L'emploi des eaux-mères des salines constituent une thérapeutique extrêmement importante, très-usitée en Allemagne ; elle commence à être connue en France, mais elle n' a pas encore acquis tout le développement qu'elle mérite.

Les eaux-mères sont les résidus de l'évaporation des salines où l'on emploie le chlorure de sodium pour la consommation générale. Ce résidu renferme à un très-grand état de concentration des principes solubles, dans lesquels domine le chlorure de sodium et où l'on trouve les sels moins cristallisables, tels que les bromures et les iodures, auxquels on attribue plus spécialement l'efficacité thérapeutique.

L'eau de Salins employée à l'extraction du sel de cuisine, provient du trou de sonde pratiqué dans le sol supérieur de la saline. Cette eau a pour origine une nappe d'eau souterraine qui se minéralise en lavant la couche de sel gemme de formation triasique ; c'est à l'aide de pompes mues par une machine hydraulique, que quinze cents hectolitres d'eau sont ramenés chaque jour dans les chaudières de l'usine ; celles-ci sont placées au-dessus d'un foyer et surmontées d'un chapeau prismatique en bois ; la durée de la cuite varie selon le grain que l'on veut obtenir, elle varie de vingt-quatre, quarante-huit et quatre-vingt-seize heures. Le plus souvent c'est le sel de vingt-quatre heures que l'on prépare : à mesure que la concentration s'opère, le sel cristallisé se précipite, on l'enlève et on le fait égoutter et dessécher, il reste pour résidu un liquide jaune fauve, onctueux au toucher, d'une saveur âcre et amère ; après dix à quinze cuites, on sépare ce liquide, c'est ce qui constitue les eaux-mères des salines, ***Mutter-Laüge*** des Allemands.

Toutes les eaux-mères des salines n'ont pas une composition identique, quoique très-analogue ; dans celles de Salins, c'est le chlorure de sodium qui domine (168 grammes sur 417 grammes de résidu pour mille) : dans celles de Bex, c'est le chlorure de magnésium (142 grammes sur 292 grammes de résidu sur 1,000 d'eau). Il en est de même de celles de Nauheim, tandis qu'à Kreusnach, c'est le chlorure de calcium qui domine (205 grammes sur 316 grammes de résidu sur 1,000 gr.) ; les eaux-mères de la saline de Salies (Béarn) se rapprochent par leur composition de celles de Salins.

Quoique la plupart des eaux chlorurées sodiques renferment des quantités considérables d'iode, il est à remarquer que l'on ne trouve plus ou à peine cet élément dans les eaux-mères et surtout dans les sels d'eaux-mères ; cela tient évidemment à la volatilisation ou mieux à l'entraînement, et peut-être à la décomposition de l'iodure de sodium pendant l'évaporation de l'eau des salines. On comprend sans peine que par une ébullition tumultueuse et longtemps soutenue, il puisse y avoir déperdition de la totalité ou de la plus grande partie de l'iode ; on pourrait l'éviter en y ajoutant un peu de potasse pure pendant l'évaporation, mais il reste à savoir si cette addition ne nuirait pas à la cristallisation régulière du chlorure de sodium. Nous avons trouvé des traces d'iode dans les eaux-mères de Salins ; nous l'avons dosé dans celles de Salies ; Ozann les indique dans celles de ***Kreuznach***, Broméis à ***Nauheim*** et on le dose à Bex.

Les bromures sont beaucoup plus importants que les iodures dans les eaux-mères. Il existe à leur sujet de grandesdivergences dans les analyses de la même eau; ainsi tandis que Ozann a signalé dans les eaux-mères de *Kreuznach* la présence de **44** grammes de bromure de calcium, de **20** grammes de bromure de sodium et de **12** grammes de bromure de magnésium (*Durand-Fardel, Traité thérapeutique des eaux minérales*, page **121**), MM. Mialhe et Figuier ne trouvent, dans ces eaux-mères, que **2** grammes, 6 de bromure de magnésium et **8** grammes, **7** de bromure de sodium. D'un autre côté, tandis que MM. Mialhe et Figuier trouvent, dans les eaux-mères de Nauheim, 4 gr. 04 de bromuré par kilo d'eau-mère, M. Broméis ne trouve que **6** gr. **7584** de bromure de potassium dans 7680 grammes de la même eau, c'est-à-dire moins de **1** gramme par litre. C'est sans doute pour signaler ces divergences qui, aussi considérables qu'elles le sont, indiquent nécessairement une erreur, que M. Durand-Fardel, page **121**, en rappelant que, d'après Ozann, il y aurait **76** grammes de bromure par kilogramme des eaux-mères de Kreuznach, dit aussitôt: « Il est vrai que MM. Figuier et Mialhe réduisent ces chiffres, d'après leurs propres recherches, à **11** grammes, 3 de bromure: bromure de magnésium, **2,6**, et bromure de sodium, **8,7**. » MM. Figuier et Mialhe n'ont point trouvé de bromure de calcium. Et d'ailleurs, deux pages plus loin, page **123**, à l'alinéa concernant l'analyse des eaux-mères de Kreuznach, M. Durand-Fardel, citant l'analyse d'Ozann, la ramène toutefois, quant au chiffre de bromure, à **11,3**, chiffre trouvé par MM. Mialhe et Figuier.

Nous pourrions multiplier les exemples de ces divergences de chiffres; quant à la valeur des bromures, on sait qu'elle peut varier avec chaque chimiste, puisque l'admission de tel ou tel bromure est le résultat du calcul et non celui de l'expérience ; on conçoit du reste que ceci puisse influer sur les chiffres, selon que l'on combinera le brome trouvé avec des métaux dont l'équivalent sera plus ou moins élevé, c'est ainsi que des poids égaux de bromure de potassium et de bromure de sodium ne renferment pas des poids égaux de brome pour la seule raison que l'équivalent du sodium est beaucoup moins élevé que celui du potassium.

D'un autre côté, il faut reconnaître que les chiffres du brome trouvés à l'analyse peuvent varier selon la méthode de dosage employée, et nous aurons nous-même à expliquer, comment il se fait que nous avons trouvé plus de bromure de sodium dans cette dernière analyse.

Analyse qualitative.

L'eau de Salins, les eaux-mères et les sels d'eaux mères présentent les mêmes caractères chimiques, dont l'intensité augmente en raison de leur concentration.

L'eau de Salins est limpide, incolore, inodore, sa saveur est très-fortement salée ; malgré ce qu'on en dit généralement, elle est supportée par l'estomac, soit pure, soit mélangée avec son volume d'eau ordinaire, surtout lorsqu'elle a été gazéifiée par l'acide carbonique ; elle est sans action sur les couleurs bleues végétales.

Traitée par le nitrate d'argent, l'eau de Salins produit un précipité blanc caillebotté, insoluble dans l'acide azotique froid ou bouillant, se dissolvant presque en entier dans l'ammoniaque concentrée.

Lorsqu'on la traite par le chlorure de baryum acide, on obtient un précipité blanc grenu, insoluble dans tous les acides, soluble dans l'acide sulfurique très-concentré, et qui, étant fortement calciné avec du charbon, produit un sulfure de baryum parfaitement caractérisé.

Lorsqu'on soumet à une évaporation très-ménagée un poids déterminé d'eau, on obtient un résidu blanc qui, étant maintenu à une température de 100° C. jusqu'à ce que deux pesées successives, faites à une demi-heure de distance, aient fourni le même résultat, donne par différence le poids de l'eau et directement celui des sels; ceux-ci, fortement calcinés, il ne se produit pas la moindre trace de matières charbonneuses. Toutefois, les sels d'eaux-mères et les eaux-mères elles-mêmes perdent de leur poids par la calcination, et la masse prend d'abord une coloration qui disparaît bientôt, ce qui indique la présence de traces de matières organiques qui se sont mêlées à l'eau pendant l'évaporation, car l'eau de la saline n'en renferme pas.

Le résidu de la calcination étant repris par l'eau fortement acidulée par l'acide chlorhydrique, et par le même acide très-concentré, il n'est resté aucun résidu et la solution acide était sans action sur le papier jaune de Curcuma.

Lorsqu'on met dans une cornue en verre deux litres d'eau de Salins, un litre d'eaux-mères ou 300 grammes de sels, dissous dans 700 grammes d'eau distillée, parfaitement pure, avec 20 à 25 grammes d'une solution de perchlorure de fer à 45° et qu'on distille, les premières gouttes de liquide que l'on obtient contiennent des traces manifestes d'iode dont on constate parfaitement la présence, et plaçant dans le col du récipient ou de la cornue, et dans le récipient lui-même, du papier amidoné, humecté d'eau, celui-ci bleuit rapidement, surtout avec l'eau de Salins, et très-faiblement avec les eaux-mères et les sels, ce qui paraît devoir être attribué aux causes que nous avons indiquées plus haut.

Lorsqu'on traite l'eau de Salins par un courant de chlore, on obtient un liquide coloré en jaune qui, étant agité avec de l'éther, est décoloré; tandis que l'éther devient jaune, celui-ci, évaporé spontanément, laisse du brome pour résidu ; l'eau chlorée, traitée par l'amidon, celui-ci n'est pas coloré en bleu, même lorsqu'on prend la précaution de détruire le chlorure d'iode qui aurait pu se former au moyen de l'hydrogène naissant, selon le conseil de MM. O. Henry et Humbert. Nous avons vu, au contraire, que par le perchlorure de fer, proposé par M. Bouis, nous avons constaté avec la plus grande facilité la présence de traces d'iode.

Le sulphydrate d'ammoniaque ne détermine, même après quelques heures, aucune coloration ni aucun précipité dans les eaux de Salins; elles ne renferment donc, par conséquent, aucun des métaux des quatre dernières sections ; mais les sels d'eaux-mères, dissous dans l'eau, laissent un résidu qui, étant traité par l'acide chlorhydrique, donne une liqueur qui précipite en noir par le tannin et par le sulphydrate d'ammoniaque, et en bleu par le ferrocyanure de potassium.

Ce fer provient évidemment des chaudières en tôle dans lesquelles s'opère l'évaporation de l'eau.

L'oxalate d'ammoniaque, en présence d'un sel ammoniacal, détermine un précipité très-abondant d'oxalate de chaux ; il en est de même du phosphate d'ammoniaque qui donne un précipité abondant de phosphate ammoniaco-magnésien; l'eau, ainsi privée de magnésie, et après avoir séparé le précipité par la filtration, étant évaporée, on obtient un résidu dans lequel le bichlorure de platine indique la présence de la potasse et l'antimoniate de potasse dissous, et l'alcool enflammé, celui de la soude.

Les eaux-mères et sels d'eaux-mères ne précipitent pas par l'oxalate d'ammoniaque en présence du chlorhydrate d'ammoniaque, d'où il faut conclure que les eaux et les sels ne renferment pas de chaux.

Nous avons vainement cherché la présence du fluor dans l'eau de Salins; nous avons opéré sur le résidu de l'évaporation de 40 litres d'eau et suivi la méthode de M. Nicklès, en nous entourant de toutes les précautions indiquées par ce chimiste.

Les eaux de la source de Salins renferment seulement des traces d'acide carbonique ; en effet, en opérant sur deux litres d'eau et en traitant par le chlorure de baryum ammoniacal, nous avons obtenu un précipité qui, étant séparé par filtration à l'abri du contact de l'air pur, lavé, desséché et pesé, a perdu quelques milligrammes de son poids lorsque nous l'avons traité par l'acide azotique étendu. En opérant de la même manière sur les eaux-mères et sur les sels d'eaux-mères nous n'avons pu y constater la présence des moindres traces d'acide carbonique, et comme les eaux de la saline en renferment, il est certain que ce carbonate se dépose à l'état de carbonate de chaux pendant la concentration, ce dont nous nous sommes assuré en analysant les dépôts que l'on trouve dans les chaudières à évaporation, ainsi que le faible résidu que laissent les sels d'eaux-mères lorsqu'on les traite par l'eau.

De tout ce qui précède, il résulte que l'eau de la source de Salins renferme les éléments solufiables suivants :

Du chlore.
Du brome.
De l'iode.
De l'acide sulfurique.
De l'acide carbonique (traces).
De la soude.
De la potasse.
De la magnésie.
De la chaux.

Le résidu de l'évaporation des eaux-mères ou *sels d'eaux-mères*, et les eaux-mères elles-mêmes ne renferment pas d'acide carbonique dans leur partie soluble; mais les sels laissent un faible résidu, insoluble dans l'eau, qui contient des traces de carbonate de chaux et de magnésie.

ANALYSE SPECTRALE. — Le résidu de soixante litres d'eau de la source de Salins a été traité par la méthode indiquée par M. Grandeau, et le produit a été soumis à l'analyse spectrale; nous n'y avons constaté ni *rubidium* ni *cœsium*, ce qui confirme l'analyse de M. Grandeau ; nous n'avons pu y constater non plus la présence du *lithium*.

Analyse quantitative.

Les éléments chimiques des eaux de Salins, des eaux-mères et des sels d'eaux-mères étant les mêmes, il nous suffira d'indiquer pour les eaux-mères les procédés de dosage que nous avons suivis et nous nous contenterons de donner pour les autres les résultats obtenus.

Dosage du brome. — Les divers procédés de dosage du brome dans les eaux minérales sont plus ou moins défectueux. Celui qui consiste à mettre en liberté le brome par un courant de chlore et à déposer le brome au moyen de l'éther, à laver à cinq ou six reprises à l'eau distillée l'éther bromé; à saturer par la potasse caustique, à calciner le bromure de potassium obtenu et à transformer celui-ci en bromure d'argent, présente plusieurs causes d'erreur; aussi l'avons-nous abandonné pour suivre un autre procédé non publié, mais que nous savons avoir été employé avec succès par M. Balard, notamment pour l'analyse des eaux-mères de Salins. Voici comment nous avons opéré :

Nous avons d'abord titré au moyen de l'acide arsénieux, par la méthode de Gay-Lussac, une eau chlorée préparée au moment du besoin.

D'autre part, nous avons pris deux cents grammes d'eau-mère parfaitement filtrée, et nous l'avons traitée par un courant de chlore, en ayant le soin d'agiter avec de l'éther sulfurique bien pur de temps en temps jusqu'à ce qu'il n'y ait plus eu coloration de l'éther; à ce moment les solutions éthérées ont été réunies et nous y avons ajouté de la limaille de zinc en excès, et nous les avons abandonnées à l'évaporation spontanée ; le bromure de zinc ainsi obtenu a été repris à plusieurs reprises successives par l'eau distillée, toutes les liqueurs réunies furent filtrées et le filtre fut lavé à l'eau distillée; on y ajouta alors goutte à goutte la solution de chlore titrée placée dans une burette divisée en vingtièmes de centimètres cubes jusqu'à cessation de coloration de la liqueur et jusqu'à ce que l'éther agité avec le liquide cessât d'être coloré ; par la quantité de chlore employé pour la décomposition du bromure de zinc, on calcule la proportion de brome mis en liberté.

En opérant de la sorte, nous avons trouvé que deux cents grammes d'eaux-mères renferment 0,19075 de brome, soit pour 1,000 grammes, 1,9075.

Dosage du chlore.— 2,50 d'eaux-mères ont été traités par le nitrate d'argent ; le précipité obtenu a été lavé à l'eau distillée et à l'eau acidulée par l'acide azotique, puis desséché et pesé ; du poids du bromure et du chlorure d'argent obtenus on a défalqué celui du bromure correspondant au brome trouvé et, par différence, nous avons obtenu le poids du chlorure d'argent et conséquemment celui du chlore qui a été égal à **146,7332** pour **1,000** grammes d'eau.

Dosage de l'acide sulfurique. — 3,80 d'eaux-mères traités par le chlorure de baryum acidulé par l'acide chlorhydrique ont donné un précipité qui, ayant été bouilli dans l'acide azotique, lavé à l'eau distillée et séché, pesait 0,47, soit 123,7 de sulfate de baryte pour 1000, correspondant à 42,5132 d'acide sulfurique.

Dosage de la magnésie. — 5 grammes d'eaux-mères traités par le phosphate d'ammoniaque ont donné un précipité qui, étant lavé et calciné, était représenté par 0,350 de phosphate de magnésie bibasique, soit 70, pour 1000 grammes correspondant à 25,6458 de magnésie anhydre.

Dosage de la potasse. — 3 gr. 20 d'eau-mère traités par le chlorure de platine et le précipité lavé à l'alcool et séché était constitué par 0,59 de chlorure double de platine et de potassium, soit 184,3 pour mille, correspondant à 34,5616 de potasse.

Dosage de la soude. — 2 gr. 80 d'eau-mère ont été traités par un excès d'eau de baryte ; après filtration et lavage du précipité, tous les liquides réunis ont été traités par un excès de carbonate d'ammoniaque ; après avoir séparé par filtration le précipité formé, lavé celui-ci et réuni les eaux de lavage au liquide filtré, le tout a été évaporé à siccité ; le résidu dissous de nouveau dans l'eau, filtré et évaporé à sec, et calciné au rouge sombre afin de ne pas volatiliser le chlorure de sodium, nous avons obtenu un mélange de chlorure de potassium et de sodium qui a été pesé ; le poids de la potasse étant déjà connu a été rapporté à la quantité équivalente de chlorure de potassium, et le poids de celui-ci a été retranché du poids total des chlorures de potassium et de sodium obtenus ; nous avons trouvé, en opérant de la sorte, que 1000 grammes d'eaux-mères renfermaient 100.7747 de soude.

Principes fixes. — Deux grammes d'eau-mère ont été évaporés dans le récipient de la machine pneumatique, en absorbant les vapeurs produites au moyen de l'acide sulfurique mono-hydraté ; le résidu desséché à 110° et maintenu longtemps à cette température pesait 3,225, soit pour 1000 grammes 322,5.

Des analyses qui précèdent, il résulte que mille grammes d'eaux-mères de Salins renferment :

Iode	Traces.
Brome	1,9075
Chlore	146,7332
Acide sulfurique	42,5132
Magnésie	25,6458
Potasse	34,5616
Soude	100.7747
Peroxyde de fer	Traces.

que nous proposons de grouper ainsi :

Iodure de sodium	Traces.
Bromure de potassium	2,8420
Sulfate de potasse	65,5856
— de soude	22,0600
Chlorure de magnésium	60,9084
— de sodium	168.0400
Peroxyde de fer	Traces.
Eau par différence	680.5640
	1000.0000

On comprendra sans doute que les eaux-mères peuvent varier dans leur composition selon que la concentration a été plus ou moins grande, selon surtout qu'elles proviennent de cristallisation de 24, 48 ou 96 heures, selon, en un mot, qu'elles sont le résidu d'une plus ou moins grande masse d'eau. Toutefois, on peut les considérer comme ayant une composition assez constante.

Nous avons déjà dit que les eaux-mères laissaient

souvent déposer un précipité calcaire effervescent, nous avons analysé ce précipité et nous avons trouvé qu'il renfermait :

Eau	10,000
Acide silicique	1,700
Carbonate de magnésie	30,774
— de chaux	57,526
	100,000

ou bien plutôt, ce qui semble plus probable à cause de l'état gélatineux de l'acide silicique, lorsqu'on traite ce résidu par l'acide chlorhydrique, il serait plus rationnel d'admettre dans ce précipité la présence du silicate de chaux ; on aurait alors :

Eau	10.000
Silicate de chaux	2.380
Carbonate de magnésie	30,774
— de chaux	56,445
Total	100,000

SELS D'EAUX-MÈRES.

Les eaux-mères donnent par évaporation à peu près le tiers de leur poids de sels, dont la composition est analogue avec celle des eaux-mères elles-mêmes, mais dans lesquels toutefois il ne faudrait pas rechercher un rapport absolu de composition, en raison des déperditions qui s'opèrent pendant la concentration des liquides, et pendant la dessication des sels. D'ailleurs, ceux-ci sont très-hygrométriques, et leur conservation exige des vases en terre parfaitement bouchés.

En opérant comme nous l'avons dit précédemment, nous trouvons que mille grammes de sels d'eaux-mères renferment :

Iode	Traces.
Brome	4,4800
Chlore	313,0113
Acide sulfurique	135,3240
Magnésie	60,0113
Potasse	10,2252
Soude	327,3246
Matières insolubles : Inorganiques, silice, peroxyde de fer, carbonate de chaux et de magnésie	0,2000
Matières insolubles : Organiques	0,0800

Ou bien :

Iodure de sodium	Traces.
Bromure de potassium	6,6752
Sulfate de potasse	19,7020
— de soude	224,1605
Chlorure de magnésium	142,5268
— de sodium	433.3286
Matières insolubles : Inorganiques, sesqui-oxyde de fer avec traces de silice, carbonate de chaux, carbonate de magnésie	0,2000
Matières insolubles : Organiques	0,0800
Eau par différence	173,3269
Total	1000,0000

Au moyen de ces sels, on pourra préparer avec l'eau ordinaire des bains médicinaux qui, par leur composition, se rapprochent des eaux fortement chlorurées, sodiques et bromurées ; nous ne doutons pas que la thérapeutique ne tire un jour un grand parti de l'emploi de ces sels. Il suffira au médecin d'en faire usage pour combattre le lymphatisme et la scrophule, pour que nous cessions bientôt de payer à l'Allemagne un tribut onéreux pour les sels de Nauheim et de Kreuznach qui ont été pendant longtemps utilisés. Aujourd'hui la valeur reconnue des sels d'eaux-mères de Salins, leur assigne un rang important en thérapeutique.

EAU DE SALINS.

L'eau de Salins qui alimente le magnifique établissement qui s'élève sur les sources est extrêmement abondante, elle suffit au service des bains, d'une grande piscine, d'un service de douches parfaitement organisé, et de tous les appareils d'hydrothérapie.

Les résultats de notre analyse diffèrent surtout de ceux obtenus par M. Desfosses de Besançon, par des traces très-sensibles et dosables d'iode, différences qui doivent être attribuées aux procédés plus exacts de dosage que nous avons employés, procédés qui ont été recemment introduits dans la science.

Mille grammes d'eau de la source de Salins nous ont donné les résultats suivants :

Iode	Traces.
Brome	0,02055
Chlore	13,97202
Acide carbonique	Traces.
— sulfurique	1,14560
Chaux	0,58333
Magnésie	0,36637
Potasse	0.53065
Soude	11,21701
	27.83553

Ou bien :

Iodure de sodium	Traces.
Bromure de potassium	0,03065
Chlorure de potassium	0,25662
— de magnésium	0,87012
— de sodium	22,74515
Carbonate de chaux	Traces.
— de magnésie	Traces.
Sulfate de chaux	1,41666
— de potasse	0,68080
	26,00000

CHAPITRE TROISIÈME.

DE L'ACTION PHYSIOLOGIQUE DES EAUX DE SALINS.

Au mois de novembre 1861, s'engagea, à propos d'une communication que je fis à la Société d'hydrologie, une longue et intéressante discussion sur l'expérimentation des eaux minérales sur l'homme sain. Les opinions que j'y ai présentées m'ont paru répondre à une certaine incertitude des esprits sur ce grave sujet et, depuis, j'ai reçu des témoignages qui me prouvent que l'idée de l'action physiologique des eaux, telle que je la comprends au point de vue de la doctrine médicale qui est la mienne, celle de l'entité pathologique, de l'unité morbide, est facilement acceptée par d'excellents esprits. Je crois pouvoir dire que, au fond du moins, sur ce sujet intéressant, M. Durand-Fardel n'est pas très-éloigné de mon sentiment, et le témoignage de ce savant médecin me paraît très-précieux. En citant quelques mots de la réponse que me fit M. Durand-Fardel au sein de la Société d'hydrologie, j'exprime en même temps, sous une forme concise, mon opinion sur l'action physiologique des eaux minérales. « Vous savez, dit M. Durand-Fardel (*Annales de la Société d'hydrologie médicale de Paris*, — tome VIII, page 86), par quelles conclusions notre honorable collègue a résumé sa communication : « L'expérimentation des eaux minérales, comme celle de tous les médicaments, sur l'homme en santé, ne fournit que des notions assez éloignées du but final et *curatif* de leur emploi. Ces notions, qui se réduisent à la connaissance des phénomènes que détermine l'introduction d'un corps quelconque, plus ou moins assimilable, ne sauraient constituer un procédé de l'art médical. »

Ces conclusions, qui ont le mérite d'être assez radicales, et que M. Dumoulin avait développées avec beaucoup de talent, prêtent fort à la discussion, et présentent un caractère absolu qui peut être contesté avec avantage.

Cependant je ne m'arrêterai pas à cette discussion, parce que les opinions de M. Dumoulin, ramenées sur le terrain des eaux minérales, s'approchent plus de la vérité qu'à propos d'un certain nombre d'autres sujets de thérapeutique. Je me propose seulement de vous exprimer sur ce même sujet quelques considérations d'un autre genre que celles qu'il vous a présentées, et dont la signification, du reste, s'en rapprochera beaucoup. » Tels ont été les termes du commencement de l'argumentation de M. Durand-Fardel.

C'est qu'en effet, au point de vue de la thérapeutique, je conteste formellement l'opportunité absolue de la connaissance de l'action physiologique des eaux minérales, comme de tous autres médicaments, car. pour moi, les eaux minérales sont des médicamrnts d'un genre différent, sans doute, dont le mode d'emploi a quelque chose de spécial, mais ce ne sont que des médicaments. Les envisager autrement, ce serait placer la question des eaux minérales en dehors de la clinique, sur un terrain extra-médical.

Il y a une importance d'autant plus grande à s'occuper de cette question que les eaux de Salins constituent un médicament de premier ordre, appelé à une spécialisation très-définie. Des expérimentations sur l'homme sain peuvent-elles seules diriger leur emploi en thérapeutique? C'est ce dont je m'occuperai tout à l'heure. Je dirai d'ailleurs la part d'influence que peut avoir cette expérimentation, car je lui en reconnais une très-réelle, mais non pas celle qu'on veut lui attribuer généralement dans ces derniers temps., d'être appelée à être le seul guide en thérapeutique.

Je n'admets pas qu'on ait le droit de conclure de l'homme sain à l'homme malade. Quand, dans l'état de santé, dans un but d'expérimentation, on introduit un remède dans l'estomac, ce n'est qu'un corps étranger plus ou moins actif qui, une fois absorbé, va manifester son action par une série de phénomènes souvent très-insolites; si ce corps est très-actif et administré à une dose suffisante, il sera cause occasionnelle de maladie. Je ne vois dans ces expérimentations qu'un complément d'étude sur le médicament. et rien de plus. Toutefois ces disquisitions sur l'action physiologique des remèdes ne doivent pas être négligées, et voici l'avantage que j'y trouve. Dans les cas où un médicament produit les phénomènes dits physiologiques, il y a lieu de croire que l'indication est erronée et qu'il faut choisir ailleurs, parce que le fait de toute substance introduite, pendant l'état de santé, dans l'économie, et absorbée, c'est d'agir sur la matière vivante, ici sur les voies digestives proprement dites, là sur les voies respiratoires, ailleurs sur le système locomoteur, ailleurs encore sur tout ou une partie du système nerveux. Quand un remède est administré à propos dans une maladie, et qu'il guérit, aucun phénomène particulier ne manifeste son action ; il n'y a aucun lien apparent, démontré par une manifestation quelconque, entre le moment où le remède est pris et l'instant où il cesse d'être utile, parce qu'il y a guérison. Aussi ne faut-il jamais conclure de l'homme sain à l'homme malade ; il ne faut pas que des recherches sur l'action des médicaments sur l'organisme vivant, *recherches pures de matière médicale et de physiologie*, soient considérées comme des investigations qui doivent diriger la thérapeutique. Dans ce sens absolu, c'est une déplorable erreur. Quand une maladie, et le fait est plus saillant encore quand il s'agit d'une maladie constitutionnelle, quand une maladie, dis-je, est en puissance d'action chez un individu, le point le plus important, c'est d'adresser le plus directement possible le remède au mal, le mercure à la syphilis à sa seconde période, l'iodure de potassium quand cette maladie est arrivée à l'époque des accidents tertiaires. Ce remède combat la maladie. Dans les exemples que je viens de citer, nous ne demandons point qu'il se produise des phénomènes particuliers, comme salivation, diarrhée, tremblement, angine, retrait des mamelles, etc. ; tous ces phénomènes sont ceux de l'action physiologique, mais je ne sache pas qu'il faille les provoquer pour guérir les accidents secondaires et tertiaires de la syphilis. Et même, autrefois, quand certains médecins, dans la cure de cette maladie, recherchaient la salivation, surtout en faisant absorber le mercure au moyen des frictions, ils obéissaient à des idées humorales aujourd'hui abandonnées et regardées comme complètement fausses; c'était leur système médical qui les excitait à agir ainsi, tant il est vrai que la manière de faire, en art médical, procède de l'interprétation scientifique des systèmes de médecine. Pour ces médecins, ce n'était assurément point une démonstration clinique qui les guidait. A mon avis, et pour me résumer, on a beaucoup abusé des notions sur l'action physiologique des médicaments; elles sont du domaine de la matière médicale et même de la physiologie; elles complètent les notions sur telle ou telle substance; elles sont un flambeau pour l'hygiène, mais elles sont en dehors de la thérapeutique, cette suite naturelle de la pathologie, cet art si précieux qui continue la science. J'ai dit toutefois le bénéfice que l'on en peut rétirer. Quand,. durant l'administration d'un médicament, les phénomènes physiologiques apparaissent, ce médicament est mal administré ou inopportun. C'est l'occasion de se remettre dans une meilleure voie et de ne point laisser le remède s'égarer dans son action. Tout ce que l'on peut dire à propos des médicaments, on peut le dire des eaux minérales. Aussi, j'essaie de montrer, en allant de ce qui est le mieux connu à ce qui l'est moins, que les investigations qui portent sur cet agent si puissant des maladies chroniques et de leurs affections ne remplissent pas leur but. Où peut-on aller, je le demande, en art médical, avec l'action physiologique des eaux minérales? Qu'on le remarque bien, je n'entreprends pas une discussion de pathologie générale, mais je soutiens que l'interprétation de la maladie commande la thérapeutique, je veux dire l'art médical. Il faut partir de la maladie pour arriver au médicament; celui-ci ne mène pas au mal, c'est ce dernier qui l'appelle, le commande, l'indique. Ce fait n'est-il pas évident aux eaux minérales? C'est aux eaux que l'on peut le mieux, aujourd'hui, dans ces temps d'anarchie scientifique, où tant de systèmes opposés se disputent la prééminence, c'est aux eaux minérales, dis-je, que l'on peut le mieux asseoir les bases de la thérapeutique, au moins pour les maladies chroniques, seul genre de maladies qui viennent chercher leur guérison aux eaux minérales. Toute investigation sur le médicament est du domaine de la matière médicale : *l'étude de ses propriétés physiologiques appartient à celle-ci :* elle complète les notions acquises sur le remède, mais elle ne fournit aucune notion sur son action, je ne voudrais pas dire sur l'homme malade, mais, pour être plus conséquent avec la doctrine médicale qui est la mienne, sur la maladie.

Je suis toutefois très-éloigné de nier la valeur, l'opportunité des recherches sur l'action physiologique des médicaments. A mon avis, toute étude est utile et la science ne peut être trop riche, mais il faut classer les choses en leur lieu. J'ai déjà dit l'avantage que je trouvais en ces notions: quand, lors de l'administration d'un médicament, l'action physiologique se produit, il y a lieu de rechercher si l'action thérapeutique attendue s'est produite, ou si elle va se produire. En résumé, disais-je, il y a seize ans, *dans mon Mémoire sur l'eau de la source de Salins*, page 17, il y a pour les remèdes des quantités convenables au-delà desquelles on ne saurait aller sans passer par dessus l'action thérapeutique, s'il m'est permis de m'exprimer ainsi, » Quand on administre de cette façon un médicament, on ne peut juger sa valeur thérapeuthique, l'on n'a plus qu'à constater des effets physiologiques. Tout cela résulte de ce que le remède agit contre la maladie, quand il est placé dans des conditions telles qu'il puisse agir; cela a rapport à la dose, à la forme, au mode de préparation du remède. Ce sont là des procédés pour bien faire, en art médical. C'est par expérience qu'on arrive à les connaître. Quant au pourquoi, l'art ne gagne guère à s'en occuper; le fait existe, voilà tout. Que si un médicament donné à telle dose convenable, dose thérapeutique, dose curative, pour mieux exprimer ma pensée; que si ce médicament ne produit aucune amélioration dans l'état du malade; que si, au contraire, l'on observe des effets physiologiques, c'est alors différent. Une fois reconnues la pureté du remède, sa bonne préparation, sa dose convenable, une fois prouvée la vérité du diagnostic établi, il n'y a plus qu'à conclure : le remède est inefficace. On me dira peut-être : Mais qui donc pourra guider le praticien dans l'administration de tel remède? Qui donc peut fixer la dose? L'induction, point autre chose. Telle substance a son analogue, par le rang qu'occupent ses éléments en classification chimique, par sa composition, par le mode de préparation qui lui convient pour lui donner la même forme; ces considérations vous entraînent très-raisonnablement à présumer que cette substance peut avoir aussi, puisqu'elle a tant d'analogies avec telle autre, des effets thérapeutiques identiques. On la donne alors à une dose analogue aussi, à une dose présumée curative; on fait de l'empirisme, si l'on veut appeler de ce nom la plus saine façon de procéder en art médical, mais de l'empirisme raisonné, car il a pour base *l'induction* et *l'expérimentation.* » Je dirai incidemment que cet empirisme raisonné est, à mon avis, le seul procédé thérapeutique vrai. En 1854, dans mon Mémoire sur les affections scrophuleuses des vieillards (*Mémoire publié dans la Revue médicale*) page 55, je m'exprimais ainsi : « C'est donc *empiriquement*, c'est-à-dire d'après cette méthode que recommande l'expérience, sans adopter aucune théorie, qu'il faut marcher en thérapeutique. Je demanderai à ceux qui se révolteront d'une telle parole, ce qu'ils font tous les jours en prescrivant le sulfate de quinine, le mercure, l'opium, l'iode même Depuis que M. Coindet a introduit ce précieux médicament dans la matière médicale, pourquoi a-t-on continué de le prescrire et pourquoi tous les jours le prescrit-on, souvent de préférence à d'autres médicaments? Parce que la somme d'influence de l'iode contre la scrophule est plus considérable que celle obtenue par l'emploi d'autres substances, ce que l'on constate chaque jour en administrant l'iode à des scrophuleux qui offrent des affections identiques. On aurait grand tort de prendre le mot *empirisme* en mauvaise part, quand il est appelé à diriger une ligne de conduite si juste et si rationnelle. On n'en pourrait dire autant de bien des procédés thérapeutiques. » Mon sentiment, *depuis vingt-trois ans* que je l'ai exprimé, n'a point varié. Il m'a valu à cette époque quelques sympathies et j'ai été heureux de voir que j'avais exprimé une opinion partagée par d'honorables confrères. Et je suis aujourd'hui très-heureux encore de me trouver en conformité d'opinion sur ce sujet avec M. Durand-Fardel qui, dans un article *sur l'absorption cutanée dans le bain médicamenteux* (Gazette des Eaux, n° du 5 février 1863) s'exprime ainsi : « Il y a donc à peu près dans toute médication quelque chose d'empirique, dans le bain médicamenteux comme dans les autres.

« Je sais que ce mot d'*empirisme* choque quelques personnes. Mais il ne faut pas le prendre dans toute sa rigueur. Si l'action antipériodique de la quinine est purement empirique, lorsque nous adressons la quinine à des phénomènes larvés dont nous supposons l'existence, nous faisons une médication rationnelle. Si la vertu vomitive du tartre stibié et de l'ipéca ne nous est connue que par voie empirique, l'usage que nous faisons de ces médicaments et le parti que nous tirons tous les jours de leurs propriétés appartiennent à la médecine rationnelle. » Mon opinion, présentée il y a vingt-trois ans, pour être plus radicale et pour procéder de l'interprétation que je fais de la maladie, n'en est pas moins confirmée aujourd'hui par les considérations thérapeutiques de M. Durand-Fardel sur plusieurs médicaments et sur les bains en particulier.

Dans mes précédentes études sur l'eau de la source de Salins, je me suis toujours gardé de négliger les recherches sur l'action physiologique des deux principaux éléments qui entrent dans sa composition, le brômure de potassium et le chlorure de sodium, et je vais y revenir. Mais une eau minérale n'agit-elle que par telle ou telle autre substance qui s'y trouve? La richesse de minéralisation est-elle la seule et principale raison de la valeur thérapeutique? Grandes questions, dignes des méditations de tous les médecins, mais questions de matière médicale; questions qui pourront, quand elles seront discutées, élargir le cercle des connaissances sur les médicaments qui en seront l'objet, et pour les eaux minérales, il y a encore un vaste champ à cultiver, mais qui ne jetteront aucune lumière sur l'action thérapeutique.

Mes conclusions, que M. Durand-Fardel a rappelées d'une manière sommaire, sont celles-ci :

1° L'expérimentation des eaux minérales sur l'homme

sain se réduit à cette proposition : De la valeur de l'expérimentation des médicaments sur l'homme en santé.

2° Cette expérimentation ne mène point au but thérapeutique désiré, surtout aux eaux minérales, *la cure de l'unité morbide*

3° Elle ne fournit que la notion des phénomènes produits dans l'organisme par l'introduction de corps étrangers, plus ou moins assimilables suivant les doses.

4° Elle peut au plus donner quelques indications pour l'amendement des lésions, des altérations matérielles.

5° Enfin, cette expérimentation ne peut être un procédé en art médical. Elle est du domaine des sciences physiques.

Pour les justifier davantage et pour arriver à les appliquer aux Eaux de Salins, j'ai besoin d'envisager l'action physiologique des eaux minérales en elles-mêmes, ce qui constitue un problème fort complexe. On a deux choses à considérer : 1° le sujet qui se soumet à l'expérimentation, 2° l'agent qui sert à l'expérimentation.

1° *D'abord, le sujet qui sert à l'expérimentation.* — Sans parler de l'âge du sujet, des conditions où il se trouve, etc., est-il indifférent d'expérimenter sur des sujets qui, sans doute, sont en santé, mais qui n'ont pas été ou qui ne sont pas indemnes d'une maladie chronique ? C'est un reproche que je ferai sans cesse à ces expérimentations d'être faites sur des malades et non pas sur des individus sains, ce qui leur ôte leur valeur et leur signification. La scrophule, le rhumatisme, la goutte, ne sont-ils pas immensément communs ? Il est vrai qu'un thérapeutiste distingué, M. Pidoux, qui refuse droit d'existence à la santé absolue et qui n'admet qu'une santé relative, est fort partisan de cette expérimentation, mais alors il la pratique sur des gens qui sont tous malades à l'état latent, la maladie n'attendant qu'une occasion pour évoluer ; c'est d'ailleurs dans un but thérapeutique qu'il la recommande, afin de connaître l'action pathogénétique des médicaments. Mais je n'ai pas à discuter ce point d'application à l'art médical d'une doctrine qui n'est point la mienne. Je veux admettre un instant, et comme pour me débarrasser d'un grand obstacle, que l'état d'assoupissement de la maladie ne nuise en rien à l'expérience, les effets éprouvés seront-ils toujours identiques, surtout quand il s'agira de ces eaux qui ne renferment aucun principe fixe, dominant et très-actif? Il faut bien, en cela, tenir compte de la sensibilité individuelle. L'on voit qu'en ceci, en admettant même qu'en principe la chose soit possible, les appréciations sont encore fort difficiles et les chances d'erreur très-nombreuses.

2° *L'agent qui sert à l'expérimentation*. — Je ne m'occupe ici que des eaux minérales, laissant de côté tous les médicaments ordinaires.

Les eaux minérales ne sont pas des substances sorties du laboratoire ; elles sont composées, elles renferment des principes fixes plus ou moins énergiques. On a donc à expérimenter l'ensemble de ces substances. Avant d'arriver aux eaux de Salins, prenons quelques exemples. Il est d'ailleurs naturel de procéder ainsi, de ce qui est le mieux connu à ce qui peut l'être ou le paraître moins.

Vichy. — Je ne puis envisager tout ce qui a été dit, tout ce qui a été fait sur l'expérimentation de ces eaux sur les divers appareils, comme si, soit dit en passant, il était raisonnable d'envisager isolément ce qui se passe sur chaque appareil quand on introduit une eau minérale dans l'économie, soit qu'on la fasse boire, soit qu'on la donne en usage externe. Je désire m'arrêter à ce qui a été dit à propos de l'action de l'eau de Vichy sur le système nerveux, car je ne puis tout relever, on le comprend. Je renvoie au livre de MM. Pétrequin et Socquet, *Traité général pratique des eaux minérales*, page 97 : « Les effets sur les nerfs sont variables, suivant les susceptibilités individuelles. Quelques baigneurs (*ce ne sont donc pas des gens en santé, et c'est à propos de physiologie*) ressentent au début des pesanteurs de tête, une sorte d'enivrement que les dames comparent aux fumées du vin de champagne (Barthez). C'est surtout aux eaux alcalines gazeuses que ce phénomène a lieu : tous les observateurs l'ont noté à Vichy. » Je passe, sans m'y arrêter, les pesanteurs de tête, l'enivrement, « que tous les observateurs, dit-on, ont notés à Vichy, » et j'arrive à mieux, je veux dire à quelque chose qui peut mieux nous intéresser : « Vers la fin de la cure (encore une fois, on n'était donc pas en santé, et l'on appelle cela de la physiologie), surtout si le traitement a été énergique ou la source trop stimulante pour le baigneur, il se développe une surexcitation du système nerveux : il y avait d'abord tendance au sommeil, il y a, au contraire, moins de sommeil et il est agité ; les nerfs sont agacés, on devient plus sensible à l'influence des orages (Barthez) ; il y a une agitation générale. Ce n'est pas la fièvre thermale dont nous parlerons plus loin, mais c'est une indication de modifier le traitement ou de le suspendre ; il peut convenir de changer d'eaux minérales, et notre tableau gradué pourra fournir de précieuses lumières pour le choix à faire. La conclusion de cette étude, c'est qu'en général les eaux alcalines ne sont pas indiquées pour les affections du centre encéphalique ; il n'en est pas de même pour celles du système ganglionnaire : la plupart d'entre elles guérissent ou s'amendent. » Il semblerait vraiment que l'excès de thérapeutique redevient de la physiologie : je suis du reste fort disposé à adopter ce sentiment, dont la vérité est démontrée par l'observation clinique. Mais ce que je veux dire ici, c'est que les effets thérapeutiques sont mêlés aux effets physiologiques et que, sous le nom de physiologie, on parle thérapeutique.

A propos de ce que disent MM. Pétrequin et Socquet, que les eaux alcalines ne sont pas indiquées pour les affections du centre encéphalique, je dirai qu'il en est certainement ainsi quand il y a, comme affection d'une maladie diathésique, une lésion cérébrale déterminée ; mais il ne faut pas oublier que Petit ne craignait pas de prescrire le bain de Vichy à un malade actuellement atteint d'un accès de goutte, précisément dans les conditions où l'on peut craindre ces affections soudaines, instantanées de la maladie goutteuse vers un des organes importants à la vie, comme le cerveau. M. Willemin, dans sa *clinique médicale de Vichy*, vaincu en quelque sorte par la pratique de Petit, son maître, car, dès le début, il hésitait, dit-il, à suivre ces errements, s'exprime ainsi : « Il est démontré pour moi, par une expérience de dix années, que, quelle que soit la forme de la maladie, tonique ou atonique, vague ou limitée, la cure de Vichy, toujours inoffensive, est souvent efficace, sinon pour la guérir radicalement, du moins pour l'améliorer, pour en rendre les manifestations moins fréquentes et moins douloureuses. La médication alcaline est d'ailleurs de toutes la plus rationnelle, puisqu'elle paraît combattre la disposition de l'économie à former cet excès d'acide urique qui constitue l'élément chimique de l'affection goutteuse ; le médecin pourra toujours et sans crainte en faire l'essai. » Petit et M. Willemin ont en vue, on le voit bien, le traitement de la goutte, unité morbide, et non pas la lésion, l'affection de tel ou de tel autre organe. Mais je poursuis l'argumentation de MM. Pétrequin et Socquet. « Plaçons ici cette remarque de M. Prunelle, disent-ils, page 98, que la propriété fondamentale des eaux alcalines, et notamment de Vichy, paraît être d'accroître l'innervation dans tous les organes situés au-dessous du diaphragme ; que ces eaux exercent une action sur le nerf grand sympathique par l'entremise de la peau, et surtout de la muqueuse gastro-intestinale ; que c'est, à proprement parler, une action révulsive, mais douée d'un caractère spécifique (M. Durand-Fardel) ; que cette influence se déploie sur tout le système abdominal, qu'il s'agisse de l'intestin, de la vessie ou de tout autre organe ; qu'enfin ces eaux (Vichy) peuvent réussir même contre l'inertie de l'appareil reproducteur. » Tout cela, je le demande, n'est-il pas de la thérapeutique appliquée aux souffrances d'organes, « aux obstructions et maladies chroniques des viscères abdominaux ? »

Comme je l'ai dit, il serait trop long d'examiner la chose en tous les appareils, cutané, digestif, urinaire, génital, vasculaire sanguin, nerveux. Je me suis attaché à ce dernier. Mais si nous envisageons ce que disent, toujours à propos de physiologie, nos savants confrères de Lyon, de l'action des eaux de Vichy sur l'état général, nous trouvons encore un chapitre de thérapeutique, et quelle thérapeutique ! Il s'agit de médication spoliative, fondante, il s'agit de diurèse, de diaphorèse : c'est de l'humorisme et du solidisme. Etait-il besoin d'y revenir ? Quand M. Durand-Fardel, cité à ce propos par ces auteurs, répond à cette question : Qu'est-ce que les eaux minérales ? « Une médication excitante, qui, pénétrant par toute l'économie, se mettant en rapport avec tout l'organisme, ranime les fonctions physiologiques, tantôt agent de révulsion, tantôt ramenant l'équilibre, le *balancement des forces*, entre les fonctions troublées. . » M. Durand-Fardel définit les eaux minérales en général, et il réunit, dans l'expression de sa pensée, des eaux dont les effets thérapeutiques sont essentiellement différents. C'est toujours à propos de l'action physiologique des eaux alcalines, dont les auteurs que j'ai cités prennent Vichy pour type, qu'est produite cette interprétation des eaux minérales. Ces effets, dits physiologiques, ne sont à peu près que des lieux communs, et très-sincèrement, de ces effets, et sans connaître l'action thérapeutique puissante de Vichy, irait-on conclure au traitement de la goutte ? Ce ne sont pas seulement, j'imagine, les facilités qu'y trouvent la diurèse et la diaphorèse, qui doivent tout de suite faire songer à la cure de la goutte. Mais, que dis-je, y pense-t-on, à l'unité morbide ? On pense à la dyspepsie, à la gastralgie, aux aigreurs et aux vomissements ; on pense aux calculs biliaires, aux engorgements du foie, à la gravelle, etc.; en un mot, on pense à des affections, mais non point toujours, trop rarement à l'unité morbide. C'est une question de doctrine médicale.

Toutes ces disquisitions sur l'action physiologique des eaux alcalines constituent sans doute une belle étude ; elles complètent les notions de matière médicale ; mais elles ne peuvent être le trait d'union entre la maladie et le médicament, parce que l'étude de l'homme en santé et l'étude des maladies sont deux sciences différentes, parce que la matière médicale est du domaine des sciences physiques, parce que l'art médical ne procède que de la pathologie. Voyons maintenant ce que vaut l'expérimentation physiologique des eaux sulfurées, des eaux ferrugineuses et des eaux de Salins qui représentent un type parmi les eaux bromo-chlorurées sodiques. Nous aurons fait ainsi une étude assez complète de la question, et je me croirai bien fondé à conclure que ces expérimentations, dont j'ai d'ailleurs indiqué la valeur réelle, ne mènent point à un but thérapeutique, à la cure d'une maladie, d'une unité morbide.

Les eaux sulfurées. — Le soufre, la base des eaux sulfurées, en quelque état qu'il y soit, « stimule la peau, disent MM. Pétrequin et Socquel, et les membranes muqueuses ; puis le pouls s'accélère ; il se déclare de la soif, de l'insomnie, en un mot, une véritable excitation fébrile, » page 449. Mérat et Delens, Barbier, M. Galtier, MM. Trousseau et Pidoux, M. Bouchardat, émettent tous la même opinion. Ce dernier auteur, entre autres, attribuant au soufre des propriétés stimulantes, s'exprime ainsi : « A haute dose, il est purgatif ; pris en quantité moindre, son action première se rapproche des médicaments stimulants ; il accélère le pouls, augmente la chaleur animale, active les sécrétions cutanées, bronchiques, rénales. » L'absorption des sulfures alcalins, de soude ou de potasse, a paru, à MM. Mialhe, Tabourin et Hertwig, facile et fructueuse en ses effets Ce dernier, professeur vétérinaire à Berlin, a observé que, « lorsqu'on donne ce sulfure (de potassium) à l'intérieur, à petites doses, il ralentit la circulation, fait pâlir les muqueuses, dissout le sang et augmente la sécrétion urinaire. » (Cité par Tabourin, page 667). Ces résultats, rapprochés des observations très-analogues de MM. Trousseau et Pidoux, et de M. Niepce à Allevard, que le gaz sulphydrique calme, par sa vertu stupéfiante, l'excitation fluxionnaire des poumons, c'est-à-dire qu'il agit comme un moyen hyposthénisant, sont des plus intéressants. Mais en tout ceci, toujours sous prétexte d'action physiologique, les observations thérapeutiques dominent, et ce que j'y vois de plus évident, c'est que, sous une forme différente, peut-être moins intelligible, certainement moins clinique, et pour répondre à ce besoin, qui semble si impérieux, *se rendre compte de l'action thérapeutique,* on paraphrase l'expression de ce résultat clinique, que les eaux sulfurées guérissent le catharre pulmonaire, que certaines d'entres elles amendent et guérissent même ces états phlegmasiques chroniques qui environnent des noyaux de tubercules : ainsi, les Eaux-Bonnes, Cauterets, etc. Mais, qu'on le remarque bien, ici l'eau sulfurée n'a pas une action sur une maladie *totius substantiæ,* elle modifie une affection, et rien que cela. Cette modification obtenue, si vous allez au-delà, l'eau sulfurée qui était opportune et qui était utile, est bien près d'aggraver la maladie. Elle a des limites d'action thérapeutique. Ici, l'expérimentation sur l'homme sain pourrait donner des résultats, et l'on saurait quand on dépasse le but thérapeutique, mais cette expérimentation a-t-elle été faite? On n'a jamais vu qu'une chose, l'influence du soufre sur les états fluxionnaires des voies respiratoires et l'on a voulu donner la raison de cette influence : je suis donc fondé à dire que l'on n'a, en réalité, que constaté un effet thérapeutique. Qu'on n'appelle donc pas cela de la physiologie. Je disais que je ne voyais rien d'impossible à ce que des notions sur l'action physiologique du soufre pussent aider en thérapeutique, parce que, dans ces conditions d'utilité, le soufre est un modificateur de lésions, d'affections. Il s'agit d'altérations dont les sens rendent compte : rien d'étrange que des investigations, que les sens seuls dirigent, puissent être opportunes. Il n'y a pas là d'unité morbide à combattre, il n'y a que des lésions des voies respiratoires à modifier.

Les eaux ferrugineuses. — Je puis dire de celles-ci à peu près ce que je disais des eaux sulfurées. Elles peuvent, dans une certaine mesure, se prêter avec utilité à l'expérimentation sur l'homme sain, et peut-être, dans une certaine mesure aussi, peut-on conclure à un effet thérapeutique ; mais encore toutefois faut-il que l'induction y joue un rôle, et voici comment. Aux signes de l'anémie correspond, comme corollaire, une lésion du sang Le fer qu'on introduit dans l'estomac répare cette lésion, qui est parfaitement définie. Mais cette anémie n'est pas une maladie, ce n'est qu'une affection ; c'est la réunion d'une lésion et d'une expression phénoménale. Elle pourra être l'affection de plusieurs maladies ; il y a l'anémie de la goutte, il y a l'anémie de la chlorose; il y en a bien d'autres. Or, on ne prétendra pas je présume, que les préparations martiales et les eaux ferrugineuses en particulier conviennent de suite à toutes ces maladies, parce qu'il y a anémie. C'est qu'entre le fer et l'appauvrissement du sang, il y a les circonstances dans lesquelles s'est produit cet appauvrissement ; c'est que celui-ci dépend de telle ou telle autre maladie. Aussi, dirai-je pour n'y plus revenir, que chacune des anémies que je citais peut réclamer, ce dont je ne veux pas m'occuper ici, un modificateur particulier, et le fer, sous quelque forme qu'on veuille le prescrire, n'est pas absolument et *spécialement* l'antidote obligé de l'anémie. Là où il est question de l'action physiologique des eaux ferrugineuses, ici comme ailleurs, on parle thérapeutique. M. Durand-Fardel (*Annales de la Société d'hydrologie médicale*, tome 8, page 88), admet fort bien que toutes ces investigations, dites physiologiques, sont faites sur des individus malades. « MM. Pétrequin et Socquet, dit-il, ont eu la patience de réunir un assez grand nombre de documents sur ce sujet, comme quelque chose de neuf et d'utile. M. Dumoulin a justement fait remarquer que ce que ces auteurs, comme la plupart des auteurs des monographies qu'ils ont consultées, désignent comme les témoignages de l'action physiologique des eaux minérales, n'avait été recueilli que sur des sujets en traitement, c'est-à-dire que sur des sujets malades. » Mais, pour moi, ces observations n'en ont pas moins de valeur, et j'ai déjà dit celles que je leur reconnaissais, d'éclairer le médecin, afin de lui indiquer le moment où l'action thérapeutique est absente. C'est souvent après l'excès thérapeutique, qu'on me permette l'expression, qu'on arrive à constater certains phénomènes. Il y a longtemps que j'ai insisté sur ce fait, que l'action thérapeutique a des limites, et qu'on les dépasse quand on donne des substances non pas mal préparées, mais mal appropriées. On passe pardessus l'action thérapeutique, et l'on a des phénomènes insolites : On peut même se procurer de la sorte des manifestations toxiques. Aussi, j'avoue qu'il faut une rude foi dans le principe que je combats pour conclure de certaine action, dite physiologique, à un but thérapeutique. MM. Pétrequin et Socquet rapportent « qu'un vétérinaire, Viborg, a étudié l'action du protosulfate de fer chez les solipèdes. Il administra à un cheval âgé de vingt ans 125 grammes de protosulfate de fer. Il ne se manifesta d'abord aucun effet sensible ; la même dose donnée au même sujet trois jours plus tard resta inactive en apparence. L'animal fut sacrifié, et l'on trouva la muqueuse intestinale rouge et épaissie. » (page 533). Au rapport de M. Tabourin (ouvrage cité, page 74), « un cheval âgé de dix-huit ans reçut en une seule dose environ 200 grammes du même sel en solution. Au bout de dix minutes, le pouls devint plus petit, et le sujet rejeta, par le vomissement, des matières muqueuses verdâtres, mêlées d'aliments, qui sortirent par les narines ; puis le sujet tomba dans l'abattement, eut la tête basse, regarda souvent son ventre, et expulsa, après six heures, une grande quantité d'urine, et des excréments à l'état naturel. » Pour ma part, j'estime que cette expérimentation, appelée physiologique, n'est qu'un empoisonnement. Nous savons que l'action sédative d'un agent ferrugineux, du perchlorure de fer, à la dose d'une vingtaine de gouttes, a été notée depuis quelques années. Les médecins distingués de Lyon que nous citons ont donné, sans doute très-logiquement, de 40, 50 gouttes, jusqu'à 80 gouttes de perchlorure de fer en vingt-quatre heures, dans l'érysipèle et le rhumatisme articulaire aigu, afin d'obtenir sans doute cette bienheureuse sédation que M. Tabourin a obtenu chez son cheval. Cette sédation qui, paraît-il, peut faire autorité et conduire à un but thérapeutique, me paraît n'être qu'un empoisonnement qui s'est heureusement et spontanément terminée par la guérison. Mais les eaux minérales ne renferment pas des éléments si dangereux, et il n'y a pas crainte de recevoir dans l'estomac l'impression de pareilles doses de fer. Ce que j'en disais, il y a un instant, à propos de l'anémie, me paraît répondre suffisamment au degré d'importance qu'offre l'expérimentation physiologique.

Encore une fois, toutes ces recherches sur l'action physiologique des médicaments, des eaux minérales comme des autres remèdes, n'ont d'utilité qu'en vue de démontrer l'action d'un corps étranger, plus ou moins facile à supporter quand il est introduit dans l'économie par une voie ou par une autre, sur l'homme sain, mais elles ne donnent aucune notion sur l'action thérapeutique, je veux dire qu'elles ne sauraient contribuer à la diriger.

Nous allons voir qu'il en est absolument de même pour les Eaux de Salins que je prends comme type des eaux brômo-chlorurées-sodiques.

Les eaux de Salins – type des eaux brômo-clorurées-sodiques. Je vais d'abord examiner, d'une manière rapide d'ailleurs, l'action physiologique de chacun des éléments principaux de l'eau du Jura, du brômure de potassium et du chlorure de sodium, puis j'examinerai l'action physiologique de l'eau dans son ensemble, je verrai alors si c'est cette action qui conduit au but thérapeutique.

De l'action du brôme et du brômure de potassium. — Le brômure de potassium est un produit que l'on trouve en un certain nombre d'eaux minérales; l'eau de la source en renferme 0 gr. 03065 par litre (l'eau-mère en contient 2 gr. 8420).

C'est surtout quand il s'agit de substances aussi énergiques que le brôme que l'on voit d'une manière très-nette et très-claire ce que j'ai souvent cherché à démontrer, que l'on ne saurait conclure des effets physiologiques des médicaments aux effets thérapeutiques. Les premiers sont du domaine de la matière médicale, et ils complètent les études sur les propriétés physiques d'un médicament; les seconds appartiennent à l'art médical et ils relèvent de la clinique.

Je ne veux m'arrêter sur ce fait intéressant que pour mémoire.

Dans l'état de santé, le brôme est un poison irritant et son action est rapide. M. Balard, qui s'est beaucoup occupé de cette substance, comme l'on sait, rapporte qu'une seule goutte, mise dans le bec d'un oiseau, a suffi pour tuer celui-ci. Le Dr J. R. Snell, de Long-Island (New-York), mentionne dans le ***New-York journal of medecine***, september **1850**, le fait d'un empoisonnement par le brôme, devenu mortel en sept heures et demie. La quantité avalée fut d'environ **30** grammes. Les symptômes furent ceux des poisons irritants : stomatite et œsophagite violentes et arrivées rapidement à leur summum d'intensité, sentiment de vive brûlure ; après deux heures et demie, prostration jusqu'à la mort.

Cette dose de **30** grammes a été très-exagérée ; il n'en eût pas fallu autant pour produire le même résultat. Chez l'homme en santé, le brôme est toxique ; mais dans les circonstances où son emploi est indiqué en thérapeutique, quand il est administré à propos et à des doses ***convenablement thérapeutiques***, dirai-je, il laisse de côté l'organisme et il n'influence que la maladie. Je n'en veux pour preuves que les expérimentations de MM. Andral et Fournet dans le traitement des affections articulaires, particulièrement dans les arthrites chroniques. Ils accordent au brôme la propriété de faire cesser complètement et rapidement la douleur dans les articulations malades. Ils administraient le brôme pur, à l'intérieur, de **2** gouttes pour **125** grammes de véhicule, jusqu'à **60** gouttes, dans les vingt-quatre heures, la quantité de véhicule restant la même, à l'extérieur sous forme de mixture, commencée à **10** gouttes par **30** grammes d'alcool, augmentée de **5** gouttes chaque jour. Ces

Messieurs ont employé la mixture à **108** gouttes de brôme (*Bulletin de thérapeutique*, février **1838**). Qu'est-ce que cela prouve ? que les effets physiologiques et les effets thérapeutiques du brôme sont deux faits très-différents. Il y a longtemps que j'insiste sur cette considération que l'on ne saurait conclure d'une manière absolue des effets physiologiques aux effets thérapeutiques. Ceux-ci ne se ressemblent pas plus que la physiologie normale ne ressemble à la physiologie pathologique. Toutes ces études se prêtent un mutuel concours; mais, je veux dire, dans l'espèce, que les effets thérapeutiques des médicaments ne procèdent pas absolument des effets physiologiques qu'ils peuvent produire.

M. Pourché, de Montpellier, qui, le premier, a introduit l'usage du brôme dans la thérapeutique de la scrophule, donna à une jeune femme, atteinte depuis sept ans d'adénite cervicale double et considérable, progressivement de **6** à **30** gouttes de brôme pur par jour, dans **90** grammes d'eau distillée. Il faisait en même temps appliquer sur les engorgements des cataplasmes arrosés avec une solution aqueuse qui renfermait de **12** à **30** gouttes de brôme. Ce traitement dura trois mois et fut suivi d'un plein succès.

Comme on le voit, ces doses de brôme ont de l'importance ; mais l'indication est précise : point de phénomènes physiologiques; tout est au profit de l'effet thérapeutique : le médicament touche la maladie et n'influence qu'elle seule.

Magendie a employé le brôme et le brômure de potassium dans le traitement local des glandes lymphatiques externes, et il s'est montré satisfait de l'usage qu'il en a fait. Dans les eaux de Salins, le brôme est à l'état de brômure de potassium. Sous cette forme, en dehors de toute étude d'hydrologie, c'est un médicament d'une administration plus facile, car on sait combien le brôme est volatil, comme l'iode d'ailleurs.

Le brômure de potassium est un produit répandu dans un grand nombre d'eaux minérales ; aucune eau n'en renferme une aussi forte proportion que l'eau de la source de Salins et que les eaux-mères. De toutes les brômures, il est le plus fixe, il est le mieux connu, celui qui a été le mieux étudié au point de vue médical. Toutefois, les études qui ont été faites sur ce sujet laissent à désirer, en raison des procédés que l'on a employés pour les faire. L'on n'a point toujours expérimenté sur des sujets en état de santé, tant s'en faut ; en second lieu, l'on a souvent donné des doses énormes du médicament, dépassant aussi les doses auxquelles le médicament peut avoir une action curative et n'obtenant dès lors que des effets dits physiologiques. Tout cela n'a été que confusion. On a donné à des malades atteints d'affections syphilitiques, 2, 4, 6 grammes de bromure de potassium en dissolution dans une potion gommeuse ou dans un pot de tisane. On portait progressivement les doses à 10, 15, 20 grammes, à partir du huitième ou ou du dixième jour de traitement. Ces expérimentations appartiennent à M. Puche. Ce savant médecin observa les phénomènes suivants : céphalalgie, hébétude, troubles de la vue et de l'ouïe, affaiblissement de la mémoire et de l'intelligence, sentiment d'ivresse et tendance à l'assoupissement ; en même temps, les malades chancellent et ne peuvent se tenir sur les jambes. J'emprunte ces détails à l'excellent ouvrage de M. Victor Guibert, de Louvain, *Histoire naturelle et médicale des nouveaux médicaments introduits dans la thérapeutique depuis 1830 jusqu'à nos jours, 1860.* Je cite textuellement p. 329 : « Lorsque la dose de bromure de potassium est très-forte et que le malade a été soumis quelque temps à l'action de ce médicament, il se produit un phénomène très-curieux ; la sensibilité s'émousse à tel point que l'on peut pincer, piquer et brûler la peau sans que le patient en ait conscience. »

MM. Trousseau et Pidoux, en examinant l'action physiologique du bromure de potassium, sont arrivés aux résultats suivants : « Mais si l'action topique et l'action indirecte du bromure sont combinées, l'anesthésie peut être rapide, se soutenir longtemps sans qu'il soit besoin de recourir à des doses énormes. Ainsi, le contact exercé sur le voile du palais et sur le pharynx, quand on avale la boisson bromurée, en même temps sans doute que l'action exercée sur le système nerveux par le sang chargé de bromure, et en troisième lieu la sécrétion constante qui se fait dans la bouche, sécrétion probablement fortement chargée de sel médicamenteux, ces trois circonstances réunies produisent quelquefois, dès le deuxième soir du traitement, une insensibilité complète du pharynx et du voile du palais, de sorte que l'on peut titiller la luette, toucher le fond du pharynx, les amygdales, sans provoquer le plus léger mouvement de déglutition. La même insensibilité s'observe sur la conjonctive que l'on peut toucher avec le doigt sans faire cligner les malades. M. Huette se demande si la chirurgie n'utilisera par cette anesthésie partielle, si facile à obtenir, pour pratiquer avec plus de certitude et de facilités les opérations sur les parties qui sont ainsi frappées d'insensibilité. » (*Traité de thérapeuthique et de matière médicale*, Paris, 1858, p. 284).

M. Guibert estime qu'en vertu de ses propriétés anesthésiques, le bromure de potassium pourrait être utile dans les opérations à pratiquer sur l'organe de la vue ou dans l'intérieur de la bouche, dans la pupille artificielle, la cataracte, la staphyloraphie. M. Rieken pense que ces propriétés anesthésiques pourraient être utilisées pour la laryngo-pharyngoscopie, par les appareils de MM. Czermack et Turck, et aussi pour beaucoup d'opérations sur les dents.

Je dois noter, en outre, que le bromure de potassium exerce une action sédative très-prononcée sur les organes génitaux. Ce fait est aujourd'hui très-connu et l'on a souvent utilisé les vertus de ce remède contre les érections. L'action génito-sédative du bromure de potassium a été constatée par MM. Puche et Huette, en 1850 ; par M. Thielmann, médecin russe, en 1851 ; par MM. Pidoux, Binet, Monod et Morin, à Paris.

Voilà donc ce que nous apprennent les notions les plus récentes sur l'action physiologique du bromure de potassium. Administré dans l'état de santé, c'est un sédatif, un sédatif énergique ; à dose élevée, il est un anesthétique? Cela nous mène-t-il à un enseignement thérapeutique? Je ne le crois pas. C'est une étude qui a, sans contredit, son utilité, mais c'est une étude de matière médicale, c'est une étude qui apporte de nouvelles notions, très-instructives d'ailleurs, sur l'histoire physique du médicament.

Je demeure convaincu que, dans les cas où le bromure de potassium, administré dans un but thérapeutique, produit l'un des effets précités, il est inopportun ou mal administré. Examinons un peu :

M. Puche donne à des syphilitiques du bromure de potassium à des doses énormes ; il les porte progressivement à partir du huitième ou du dixième jour du traitement jusqu'à 10, 15 et 20 grammes. Je n'ai pour ma part, je le dis de suite, aucune opinion personnelle sur l'efficacité ou la non efficacité du bromure de potassium contre les accidents tertiaires de la syphilis. MM. Puche, Rames, Huette et Ricord, prétendent que ce sel n'a aucune action dans cette période de la syphilis. C'est possible, et je serais disposé à partager leur sentiment sur ce sujet, mais vraiment je ne saurais m'abstenir de faire remarquer qu'il était très-inutile de porter si haut les doses. On dépasse le but en agissant de la sorte ; la syphilis n'est plus influencée ; l'on a donné un remède perturbateur. L'on admettra bien, j'espère, que la quantité de tel ou tel remède à administrer dans telle forme de la maladie n'est pas chose indifférente. L'on obtient cette mesure après quelques tâtonnements, mesure approximative d'ailleurs, et qui doit naturellement osciller entre certaines limites, suivant l'âge du sujet, suivant l'intensité de la maladie, etc.; mais quand, pour expérimenter, on donne de pareilles doses, je prétends qu'on est mal fondé à conclure, parce qu'on n'a pas obtenu un effet heureux, à la non efficacité du bromure de potassium dans la troisième période de la syphilis. Je ne nie pas qu'il en soit ainsi, mais cela ne m'est pas prouvé. En outre, pour rester dans les termes de l'expérimentation, je me demande encore si, pour connaître l'action physiologique du sel en question, il était bien nécessaire de le donner à la dose de 20 gr. Dans le cours ordinaire de la pratique, nos confrères ne le prescrivent point à cette dose, de telle sorte que l'expérimentation instituée par M. Puche, ne prouve qu'une seule chose, que, dans l'espèce, ici à la dose de 15 grammes, là à la dose de 20 grammes, l'ingestion du bromure de potassium a été suivie de tels ou tels phénomènes.

En 1861, j'ai déjà insisté sur les faits de ce genre, à propos de la discussion sur l'expérimentation des eaux minérales sur l'homme sain, devant la Société d'hydrologie médicale de Paris. J'ai été amené à démontrer que, d'abord, le plus grand nombre des expérimentations étaient faites sur des individus en état de maladie, que beaucoup d'expériences, dites physiologiques, n'avaient et ne pouvaient avoir aucune signification thérapeutique, que certaines expériences sur les animaux n'étaient pas autre chose que des empoisonnements, ainsi les expériences de Viborg et de Tabourin sur le proto-sulfate de fer administré à des chevaux.

En résumé, il y a pour les remèdes des quantités convenables au-delà desquelles on ne saurait aller, sans passer par-dessus l'action thérapeutique, s'il m'est permis d'employer cette expression. Quand on administre de cette façon un médicament, on ne peut juger sa valeur thérapeutique ; l'on n'a plus qu'à constater des effets physiologiques. Tout cela résulte de ce que le remède agit contre la maladie, quand il est placé dans des conditions telles qu'il puisse agir ; cela a rapport à la dose, à la forme, au mode de préparation du remède. Ce sont là des procédés pour bien faire, pour réussir en art médical ; c'est par expérience que l'on arrive à les connaître. Quant au pourquoi, l'art ne gagne rien à s'en occuper ; le fait existe, voilà tout. Que si un médicament donné à telle dose convenable, dose thérapeutique, dose curative, pour mieux exprimer ma pensée, que si ce médicament ne produit aucune amélioration dans l'état du malade ; que si, au contraire, l'on observe des effets physiologiques, c'est alors différent. Une fois reconnues, la pureté du remède, sa bonne préparation, sa dose convenable, une fois prouvée la vérité du diagnostic établi, il n'y a plus qu'à conclure : le remède est inefficace. L'on me dira peut-être : mais qui donc pourra guider le praticien dans l'administration de tel remède ? Qui donc peut fixer la dose ? L'induction, point autre chose. Telle substance a son analogue par le rang qu'occupent ses éléments en classification chimique, par sa composition, par le mode de préparation qui convient pour lui donner la même forme ; ces considérations vous entraînent très-raisonnablement à présumer que cette substance peut avoir aussi, puisqu'elle a tant d'analogie avec telle autre, des effets thérapeutiques identiques. On la donne alors à une dose analague aussi, à une dose présumée curative ; l'on fait de l'*empirisme*, si l'on veut appeler de ce nom la plus saine façon de procéder en art médical, mais de l'*empirisme raisonné*, car il a pour bases l'*induction* et l'*expérimentation*. Il y a vingt-trois ans, en 1854, dans mon travail sur *les affections scrophuleuses observées chez le vieillard*, publié dans la *Revue médicale*, j'ai insisté sur l'empirisme raisonné ; j'ai cherché à démontrer qu'il était à tous les points de vue le seul procédé en thérapeutique.

Les effets physiologiques les mieux prouvés du bromure de potassium sont donc l'*anesthésie de certains muscles*, je dirai mieux, peut-être, l'*absence de contraction de certains muscles* qui ne sont pas soumis, dans l'état normal, à l'empire de la volonté, une *perversion de l'ouïe*, peut-être *un certain degré de congestion de l'encéphale*. Ces effets physiologiques s'observent quand le sel est administré chez un sujet en état de santé. Les expériences de M. Puche m'autorisent à penser qu'ils s'observent encore dans les cas où, administré à des doses extra-médicales, extra-curatives, le médicament n'a plus à exercer sa force médicatrice sur la maladie ; il a laissé celle-ci hors de son atteinte ; il influence l'organisme.

A ces recherches qui, bien dirigées, ont cependant une valeur très-réelle que je me suis attaché à définir, je préfère les travaux de M. Pourché, de Montpellier, et ceux de M. Ozanam. Ces travaux sont du moins du domaine de l'art médical, et nous éprouvons un vrai bonheur à sortir du cercle vicieux où nous étions, pour rester sur le terrain de la médecine, de la médecine pure. Les expériences cliniques de M. Pourché datent de 1828 ; il a administré avec succès le bromure de potassium dans la scrophule, et notamment dans l'ophtalmie, les adénites, le testicule et le goître scrophuleux. Il donnait 5 centigrammes de bromure incorporés dans la poudre de lycopode, deux à huit pilules par jour, à continuer pendant plusieurs mois. Voilà des faits cliniques avérés.

D'un autre côté, M. Ozanam publia, en 1856, dans la *Gazette médicale* de Paris, un mémoire remarquable sur l'efficacité de l'eau bromée et du bromure de potassium dans les affections pseudo-membraneuses. Les résultats obtenus par M. Ozanam et par quelques médecins autorisent à croire que le brôme serait un puissant désagrégeant, que le bromure de potassium pourrait, par absorption, dissoudre ces dépôts plastiques qui forment la lésion la plus grave, la lésion caractéristique de la diphtérite. Je comprends cette suite d'idées : le bromure de potassium est un fondant, un résolutif ; quel que soit le sens que l'on veuille donner à ces mots, il dissout les engorgements en favorisant au sein de nos tisssus une résorption interstitielle. De là, à l'administrer contre la lésion de la diphtérite, il n'y a qu'un pas, et l'induction est permise. Et, d'ailleurs, dans cette cruelle maladie, ceci soit dit en passant, si l'unité morbide doit être prise en plus sérieuse considération que ne l'ont fait des partisans trop absolus de la trachéotomie faite de très-bonne heure, parce qu'ils n'envisageaient que l'obstacle à la respiration, toujours est-il que cet obstacle, qui constitue la lésion commune, caractéristique de la diphtérite laryngée, est précisément ce qui tue dans la grande majorité des cas. Aussi, à mon avis, tous les bons esprits en médecine, tous ceux qui veulent les vrais progrès de l'art, convaincus que la trachéotomie n'est point un moyen curatif, mais un procédé à l'aide duquel, prolongeant l'existence, l'on peut espérer guérir la diphtérite; tous les médecins, dis-je, doivent unir leurs efforts à rechercher le meilleur dissolvant de ces produits. Des expérimentations de ce genre éclairent l'art médical. Il faut encore étudier et toujours étudier, et d'autant plus ici, qu'il y a de grandes obscurités sur les diverses résorptions que pourrait provoquer le bromure de potassium. Voici en quoi : la résorption est d'autant plus active que l'élément vasculaire domine dans les produits à résorber. Or, les pseudo-membranes de la diphtérite *ne sont pas organisées;* elles sont constituées par une exsudation de fibrine (preuve bien évidente que la fausse membrane n'est autre chose que la lésion d'une maladie générale, d'une unité morbide, la diphtérite), exsudation qui contient dans son épaisseur des épithéliums (toujours) et quelquefois des globules de pus. Mais l'élément vasculaire est absent. C'est ce qui établit la différence entre les fausses membranes et les néo-membranes. On comprend qu'il y a là un phénomène de physiologie pathologique très-intéressant à étudier.

Toutefois, telle interprétation que l'on doive un jour

donner à ce qui se produit dans cette circonstance, cela ne change rien, en l'état actuel des choses, aux propriétés du bromure de potassium et du brôme. Ce sont des *fondants* et des *résolutifs*. Leur degré et leur mode d'action peuvent être l'objet d'études nouvelles, mais le fait en lui-même est parfaitement prouvé.

De l'action du chlorure de sodium. — A doses élevées, ce sel augmente les sécrétions et en particulier les sécrétions intestinales ; il est alors purgatif. M. Bardeleben a introduit directement du sel marin dans l'estomac. Après avoir fait pénétrer par une fistule stomacale, dans l'estomac vide d'un chien, environ 3 grammes de sel de cuisine, il a vu les points de la muqueuse en contact avec le sel, sécréter un mucus presque incolore, puis, l'organe se contracter violemment et l'animal être pris de vomissements réitérés. Le suc gastrique sécrété dans ces conditions est parfois alcalin; mais, chose remarquable, la sécrétion devient acide dès que la véritable digestion commence, tandis que la réaction alcaline persiste lorsqu'on introduit dans l'estomac des substances indigestes, telles que des éponges ; les sulfates de soude et de potasse produisent la même réaction. Ces intéressantes recherches de M. Bardeleben sont consignées dans les *Comptes-rendus de l'Académie des sciences*, t. xxx, et dans l'*Annuaire de chimie*, année 1848.

Tels sont les effets physiologiques que l'on doit éviter quand on administre le chlorure de sodium dans un but thérapeutique. A doses modérées, ce sel est du domaine de l'art médical et, à moins qu'il soit employé depuis trop longtemps ou qu'il soit donné d'une manière tout à fait inopportune, il ne produit aucun des phénomènes précités.

Ceci vient à l'appui de la thèse que je soutiens depuis longtemps, à savoir qu'il ne faut pas conclure de l'administration des médicaments dans l'état de santé à leur administration dans l'état de la maladie. Ce sont choses différentes. Le thérapeutiste peut, comme je l'ai dit, être éclairé sur la valeur de son remède s'il voit se produire les effets physiologiques, mais ce n'est pas parce que tels effets physiologiques se manifestent qu'il doit prescrire tel médicament dans telle maladie. Je me suis assez appliqué à établir cette distinction pour n'y plus revenir.

Absorbé et introduit dans l'économie, le chlorure de sodium exerce une action puissante et très-favorable sur la nutrition. M. Boussingault, dans ses recherches en agronomie, a parfaitement constaté ces remarquables résultats. « L'addition du sel marin au fourrage n'a pas d'effet sur la production plus abondante de la chair, de la graisse ou du lait ; mais elle exerce une action favorable sur l'aspect et la qualité des animaux. Ainsi, deux taureaux, qui pendant une année avaient été privés de sel, présentaient une allure paresseuse, leur poil était ébouriffé, terne, laissant çà et là par place la peau à nu ; tandis que deux autres taureaux semblables aux premiers, mais au fourrage desquels on avait mêlé du sel avaient une allure plus dégagée et leur poil était lisse, luisant et bien fourni. » (*Académie des sciences*, novembre 1846).

Ce qui arrive chez les animaux s'observe également chez l'homme. M. Herpin (de Metz), dans ses *Etudes sur les eaux minérales*, 1855, p. 204, dit que : « Le chlorure de sodium est éminemment digestif ; que, pris à petites doses, il augmente la sécrétion des acides de l'estomac. » Mon excellent maître, M. le docteur Guérard, a depuis longtemps appelé l'attention sur la santé florissante des ouvriers qui travaillent aux mines de sel gemme. « Il est reconnu aujourd'hui, dit-il, que les hommes et les animaux employés à l'exploitation des mines de sel gemme, loin de souffrir la moindre altération dans leur santé, n'éprouvent que de bons effets de leur séjour au sein d'un air chargé de poussière saline; leur appétit s'en trouve accru, et leur digestion rendue plus prompte et plus facile. » (***Dictionnaire de médecine*** en trente volumes, t. VIII, p. 294).

Il est donc aujourd'hui parfaitement constaté que, donné à faible dose, à dose modérée, le chlorure de sodium est un très-bon agent de l'hygiène; il active et facilite la nutrition. Pour ces raisons, il est tonique et fortifiant. A doses élevées, au contraire, ses effets sont désastreux; l'expérience comparative a été faite. Voyez Biéchy (*Mémoire lu au comité agricole d'Alsace*, 1849), Tabourin (***Nouveau traité de matière médicale vétérinaire***, 1853). Ces auteurs notent l'état d'apparence scorbutique dans lequel tombent les animaux quand on leur administre des doses trop élevées de sel marin.

On a donc des données très-précises sur l'action physiologique de ce sel. Il faut, quand on l'administre dans un but thérapeutique, éviter de se placer dans les conditions où cette action physiologique peut se produire; le chlorure de sodium doit être prescrit à faible dose; il peut, et même il doit être employé longtemps.

Quant à son histoire thérapeutique, elle est faite, on peut le dire, et les expériences de MM. Boussingault, Biéchy, Tabourin, les curieuses remarques de MM. Herpin et Guérard ne font que corroborer et démontrer physiquement, en quelque sorte, ce que la tradition a toujours enseigné sur les propriétés fortifiantes du chlorure de sodium à faible dose. Par l'activité qu'il imprime à la nutrition, il convient parfaitement dans le traitement des affections où celle-ci est en souffrance et dans lesquelles, par suite, tout l'organisme est profondément affaibli, ainsi dans la plupart des maladies chroniques caractérisées par l'élément ***débilité***. Pour le dire en passant, j'aurai à y revenir, j'ai vu des effets remarquables du chlorure de sodium dans la ***chloro-anémie***, ce type des débilités. Il arrive encore assez souvent que, dans ces circonstances, les préparations ferrugineuses et les eaux minérales à base de fer, comme Spa, Passy, Forges, Pyrmont, manquent leur effet : elles agissent quand du sel marin est administré concuremment sous une forme ou sous une autre, en général surtout chez les personnes dont le tempérament est manifestement lymphatique, chez celles encore dont la nutrition est en souffrance depuis longtemps, et dont l'estomac, pour cette raison, se révolte aisément contre les préparations ferrugineuses. Autrement dit, pour que celles-ci puissent être supportées et agir, il faut déjà avoir activé la nutrition.

Je vais plus loin : je suis persuadé que la chlorose guérit sous l'influence seule des eaux chlorurées sodiques fortes. Ce fait, que fournit l'expérience, est confirmé, s'il a besoin de l'être, par les résultats remarquables auxquels est arrivé M. Poggiale. (***Annuaire de chimie***, 1848). M. Poggiale a expérimenté sur un individu auquel on a donné pendant trois mois du sel marin à la dose de 10 grammes par jour. Il avait fait l'analyse du sang avant le début de cette curieuse expérience. En voici les résultats :

	Avant l'expérience.	Après l'expérience.
Eau	779.92	767.60
Globules	130.09	143.00
Albumine	77.43	74.00
Fibrine	2.10	2.25
Graisse	1.13	1.31
Sels et principes extractifs	9.33	11.84
	1.000.00	1.000 00

Ainsi, la conclusion de cette expérience est l'augmentation considérable des globules de sang et une diminution proportionnelle de l'albumine. Cet état du sang est celui sous lequel on trouve à l'analyse ce fluide nourricier après la guérison de la chlorose. Le docteur Charles Braünn, dans sa *Monographie des eaux de Wiesbaden*, a également noté le fait intéressant que je signale.

Pour compléter ces notions sur le brôme, le brômure de potassium et le chlorure de sodium, il faudrait connaître les voies d'élimination de ces deux substances, c'est-à-dire les voies d'expulsion, hors de l'économie, de ces principes. C'est là un vaste champ d'études. C'est là que l'on trouvera la raison d'action de telle ou telle autre substance contre telle ou telle autre lésion. Je me suis attaché à cette idée dans mon *Mémoire sur les conditions de traitement de la phthisie aux eaux minérales*. J'ai dit que la voie d'élimination du soufre (*la muqueuse pulmonaire*), jetait un grand jour sur l'influence des eaux sulfurées dans la phthisie : elles touchent, qu'on me permette l'expression, le catarrhe pulmonaire de la phthisie, demeurant sans effet contre la phthisie elle-même, j'entends la phthisie essentielle. Je compte bien poursuivre des investigations si nécessaires sur les voies d'élimination des médicaments, appliquant ces recherches principalement aux eaux minérales.

Nous n'avons aucune donnée certaine sur le mode d'expulsion du brôme ; par la salive sans doute, mais rien n'est assez sûr à cet égard pour qu'on puisse l'affirmer. Quant à la voie d'élimination du chlorure de sodium, on en sait davantage. Il semblerait résulter des expériences de Vierordt, que les urines sont la voie d'expulsion du chlorure de sodium. Son expérience analytique fut celle-ci : il injecta du sel de cuisine dans le sang; après un intervalle variable de quatre minutes à un quart d'heure, le sang renfermait la même quantité, ou à peu près, de chlorhydrate de soude, un peu plus cependant ; les urines, au contraire, en renfermaient *cinq ou six fois* plus que dans l'état normal. J'aurai plus loin à me servir de ce fait important, à propos du traitement du *diabète* et de la *goutte* par les eaux chlorurées sodiques de Salins.

Maintenant que nous avons envisagé aussi complètement que possible l'action physiologique des éléments principaux de l'eau minérale du Jura, du brômure de potassium et du chlorure de sodium, voyons l'action physiologique de l'eau dans son ensemble. J'avoue qu'une expérimentation de cette sorte m'a toujours paru plus difficice en réalité qu'elle ne l'est en apparence, et la principale difficulté tient surtout à l'ignorance très-naturelle des personnes qui se soumettent à ces expériences. Autant que possible, quand leur santé le leur permet, les médecins font beaucoup mieux de se faire les sujets de ces expérimentations. C'est au moins un moyen d'éviter certaines erreurs, et aussi de fortifier sa confiance. J'ai commencé ces expérimentations en 1859, j'ai dû les interrompre en 1860, et je les ai reprises en 1861 et 1862. Voici les résultats auxquels je suis arrivé.

Le bain a toujours été pris au milieu de la journée, trois heures au moins après le repas, à 32° C., de trois quarts d'heure de durée.

1° *Action sur la peau.* — Les effets sur la peau ont été nuls, mais il n'en est pas toujours ainsi chez les personnes dont le tégument externe est très-fin et délicat, comme chez les femmes et les enfants, surtout quand la circulation capillaire est active et développée. Les baigneurs se plaignent quelquefois de picotements et présentent des plaques d'érythème, mais c'est assez rare, et je me crois fondé à dire, par l'exemple de l'un d'eux, que je ne suis pas convaincu que ces personnes ne fussent dans la catégorie de celles qui ont des plaques d'érythème par la simple immersion dans un bain d'eau douce. J'ai vu, non des gens bien portants, mais des malades avoir des rougeurs à la peau avec inflammation légère et superficielle durant un jour, deux jours au plus, après l'immersion dans des bains diversement minéralisés. Un homme vigoureux, de tempérament lymphatique très-prononcé et en offrant tous les attributs extérieurs, eut un véritable érythème intertrigo dès le premier bain en eau de la source : il ne l'avait point auparavant. Ce bain d'eau de la source contient, d'éléments minéraux principaux, pour 200 litres ; chlorure de sodium, 4 k. 548 gr. 030 ; brômure de potassium, 6 gr. 130. Je fis suspendre le traitement pendant quelques jours et, avant de le faire recommencer, comme contre-expérience, je conseillai un bain d'eau douce : l'érythème, qui avait cessé, reparut et fut tel qu'il s'était présenté après le premier bain d'eau de la source. Je suspendis encore quelques jours, et puis je pus faire reprendre impunément le traitement.

Chez un autre malade, je pus constater en quelque

sorte le degré de tolérance de la peau. Au huitième bain d'eau de la source avec addition de six litres d'eau-mère, ce qui donnait 5 k. 420 gr. 79910 de chlorure de sodium et 22 gr. 99810 de bromure de potassium survint un prurigo qui obligea de suspendre le traitement. Peu de temps après, je le prescrivis de nouveau et je ne pus, sans déterminer aussitôt des plaques d'érythème, aller au-delà de la minéralisation du bain d'eau de la source.

Mais ces faits sont exceptionnels, rares, et l'on peut dire que, dans les cas où le traitement est bien formellement indiqué, rien de semblable ne se produit. Il faut d'ailleurs remarquer que les petites éruptions que je signale, exanthèmes, papules, vésicules même, se sont produites sous l'influence de bains médiocrement minéralisés. Dans le très-grand nombre de cas où les bains le sont davantage, je n'ai constaté aucun accident à la peau

Les surfaces ulcérées, dès les premiers bains, sont douloureuses, mais il s'établit pour elles une tolérance incontestable : les ulcères scrophuleux, en particulier, les ouvertures des trajets fistuleux, etc., se trouvent bien des bains, qui en hâtent incontestablement la cicatrisation sans provoquer des douleurs permanentes et renouvelées à chaque bain. Comme je l'ai dit, la tolérance s'établit très-vite. N'est-ce pas, dans l'espèce, une preuve nouvelle de l'accommodation du remède au mal, surtout quand il s'agit, comme à Salins, d'une minéralisation puissante ?

2° *Sur la circulation* — Trois premiers bains en eau de la source n'ont produit aucun changement sensible dans la circulation. Au quatrième bain, davantage minéralisé, il est vrai, il y eut une plus grande fréquence du pouls ; il était à 70 avant le bain, il s'éleva à 76 ;

il était régulier. Au septième bain, il atteignait 90 pulsations, la température du bain n'ayant pas dépassé 31° C. Il y avait de la céphalalgie, une pesanteur marquée au-dessus des orbites. La température du corps n'avait pas changé : le thermomètre placé dans l'aisselle marquait 37° C.

3° *Sur la sécrétion urinaire.* — Nous avons fait trop peu d'expériences sur ce sujet pour en traiter complètement. Nous comptons poursuivre ces recherches et y apporter un grand soin. Les urines, habituellement neutres, ou à peu près, sont demeurées neutres. Le seul changement que nous ayons pu apprécier est celui-ci : le bain pris exceptionnellement le matin, les urines n'ayant pas été rendues, elles ont été, après le bain, plus claires, moins foncées qu'elles ne l'étaient habituellement, plus abondantes sans doute.

4° *Sur les organes de la digestion.* — J'ai pris un verre d'eau de la source immédiatement après le bain pendant quatre jours consécutifs et je n'ai rien éprouvé qu'un effet purgatif médiocre le premier jour. Seulement, toute la journée, j'ai ressenti le goût de l'eau salée, la soif était augmentée. Le cinquième jour, j'ai pris un verre et demi, le sixième et le septième, deux verres. Ici, je fus obligé de cesser, j'avais, outre le goût de sel plus prononcé, de l'angine érythémateuse, une grande sécheresse à l'isthme du gosier avec sentiment de constriction, surtout au moment où, aux repas, j'avalais les substances liquides. A ce moment se montra un phénomène qui s'était manifesté chez moi, quelquefois, peu de temps après la guérison, complète cependant, d'une paralysie du voile du palais qui dura près de quatre mois après une angine couenneuse, je dirai mieux, après une intoxication diphtéritique très-marquée. C'était en

1860, à Paris, après la mort de deux de mes enfants qui avaient succombé au croup. Mes expériences datent de 1863. Il y avait, si je puis m'expliquer ainsi, une sorte d'hésitation de la part du voile du palais à se mouvoir convenablement lors du passage du bol alimentaire et surtout des liquides. Il y avait tendance à ce que, comme en 1860, les boissons me revinssent par le nez. Depuis, jamais ce phénomène ne s'est représenté. Je dus cesser l'usage de la boisson : j'étais d'ailleurs au septième bain, j'avais de la céphalalgie, le pouls qui s'élevait. Je conservai le goût de sel avec augmentation de la soif, pendant quelque temps. Cette lésion de fonction du voile du palais, lésion incomplète d'ailleurs, se renouvela quelquefois après la cessation de l'expérimentation ; mais, depuis la fin de septembre 1863, je n'ai plus eu à m'en occuper. Je suis disposé à ne pas l'attribuer à l'usage de l'eau en bains et en boisson, du moins à la lui attribuer d'une manière absolue. Je crois que cette manifestation d'une affection du voile dont la guérison datait de trois ans a trouvé seulement dans le traitement auquel je me suis soumis l'occasion de se reproduire. Je veux dire que si je n'avais eu antérieurement cette paralysie, cette lésion éphémère du voile ne se serait pas produite, même très-légère comme elle a été d'ailleurs, sous l'influence des bains et de l'eau de la source en boisson. Je n'ai jamais observé semblable chose chez aucun de mes malades.

5° *Sur le système nerveux.*— J'avais eu, au quatrième bain, de la lourdeur de tête, quelques bourdonnements dans les oreilles, quelques élancements sur le trajet du nerf susorbitaire droit, de la fatigue ; le septième jour, je dus cesser, comme je l'ai dit, la céphalalgie surtout étant très-prononcée.

Cette expérimentation a été sans doute incomplète, et

je ferai mon possible pour la poursuivre ; mais, cependant, elle m'a éclairé et surtout elle m'a confirmé dans ce sentiment que je n'ai pas seul, je le sais, et qui est partagé par des hommes très-considérables en hydrologie, que pour le succès de la cure, il faut qu'il n'apparaisse aucun phénomène de l'action physiologique, il faut que tout se passe dans le silence, il faut que le médicament, dans son accommodation parfaite avec la maladie, agisse comme le fait ce qu'on appelle en thérapeutique un *altérant*, c'est-à-dire un médicament qui change, d'une manière insensible et sans provoquer d'évacuations, l'état des solides et des liquides. Je ne tiens pas au mot ni à la définition qu'on en donne dans un sens conforme à l'idée organicienne, je tiens seulement, dans l'espèce, à l'accommodation, à la spécialisation des eaux de Salins à certaines maladies.

Voilà terminée cette étude sur l'action physiologique des eaux de Salins.

Maintenant, connaissant déjà l'analyse de ces eaux, *on peut conclure à leur action reconstituante.*

Le deuxième et le troisième chapitres ont eu pour objet les études dans lesquelles la relation des sens a la plus large part.

Mais la *certitude* est complète quant aux vertus reconstituantes des eaux de Salins ; elle a ses trois éléments : la *tradition*, l'*évidence* et la *relation des sens.*

Ce témoignage des sens, à mesure que la science s'est enrichie et complétée, a confirmé ce que disait déjà la tradition et l'évidence.

La *tradition* des eaux de Salins est ancienne. — Peut-être remonte-t-elle aux Romains ; j'entends ici la tradition médicale. Mais à coup sûr, au XIIe siècle, les vertus bienfaisantes des sources salées qui s'échappent du pied du Mont-d'Or (*Mons aureus*), aujourd'hui montagne de Saint-André (1), sont textuellement indiquées dans la vie de saint Anatoile, patron de Salins : « *Fons limpidissimus emanet, qui diversis ægrotantibus, si es lauti fuerint, sanitatem accommodat.* » (Bolland, *Acta sanct.*)

Il y a fort longtemps que les médecins du pays et ceux de localités encore assez éloignées, ainsi les médecins de Besançon, employaient les eaux-mères des salines dans toutes les maladies où dominait le système lymphatique.

M. le docteur Carrière, dans une notice très-intéressante sur Salins (1856) rapporte que les habitants du Jura, dans certaines conditions de santé, conditions qui révèlent une prédominance de la lymphe, utilisent, sans conseil et comme obéissant à une habitude, les eaux-mères des salines. « Dans un pays constitué géologiquement comme le Jura, c'est-à-dire où des terrains magnésiens abondent et où l'iode se trouve en faibles proportions, le tempérament général se révèle par la forme pathologique guérie héroïquement par l'iode. Aussi le goître est très-commun dans la contrée ; il s'y rencontre fréquemment des figures où l'on voit poindre quelques-uns des caractères du crétinisme, il n'est même pas rare de rencontrer des crétins comme l'on en voit dans le Valais et quelques autres parties de la Suisse. Il s'ensuit que le lymphatisme y règne comme expression générale du tempérament des habitants ; ce n'est

(1) Autrefois, la montagne de Saint-André s'appelait *Mons aureus*, sans doute à cause des richesses que l'on retirait de l'exploitation des sources qui sortaient du pied de la montagne. Ce nom de Saint-André fut donné à cette montagne, quand les Bourguignons y déployèrent leurs étendards, qui portaient la croix de Saint-André.

pas sur les plateaux et les lieux élevés qu'il se trouve, mais dans les vallées et les gorges profondes. Cette condition de tempérament devait comprendre une classe nombreuse d'états pathologiques plus ou moins prononcés. Les moins graves, ceux qui consistent en une pâleur considérable, une débilité grande, un degré plus ou moins marqué d'empâtement dans les tissus, disparaissent rapidement sous l'influence des bains d'eaux-mères. Les goîtres commençants, et sur de jeunes sujets, cèdent aussi dans un temps court. Depuis l'époque de ces heureuses tentatives, les succès se sont assez multipliés pour qu'on ne les cite plus ; aussi les médecins ne sont pas consultés par les malades de cette classe, le remède étant devenu d'usage vulgaire, on en use sans croire avoir besoin d'être éclairé sur la manière de l'appliquer. » (*Recherches sur les eaux minérales sodo bromurées de Salins*, par M. le docteur Carrière, 1856, page 37).

Dès 1845, époque des premières analyses qui ont été faites par M. Desfosses, de Besançon, les faits traditionnels, mieux envisagés, considérés avec plus de soin, devinrent pour les médecins, en même temps qu'un enseignement qui avait déjà une grande valeur, un encouragement à étendre l'emploi d'eaux minérales si manifestement reconstituantes. Plusieurs honorables médecins de Besançon, de Salins et des environs, s'occupèrent activement de propager la connaissance de ces eaux si utiles.

En 1846, M. le professeur Trousseau (*Annales de physique et de chimie*), appela l'attention sur les eaux iodées ou brômurées des deux côtés du Rhin.

En 1847, M. le docteur Aimé Robert, de Strasbourg, démontra que l'on pouvait trouver en France comme en

Allemagne des eaux bromo-chlorurées sodiques et il signalait l'analogie entre les eaux de Kreuznach et les eaux de Salins.

Depuis, les eaux de Salins ont été l'objet de plusieurs travaux, et aujourd'hui l'on peut faire la clinique médicale de ces eaux importantes.

Nous sommes loin maintenant de l'époque où la tradition seule dirigeait les malades et les médecins. Il en est ainsi des principaux agents de l'art médical ; ils ont, à leur origine, une période extra-scientifique ; ils sont employés d'un commun accord dans certains cas donnés; puis, le public continue leur usage parce qu'ils guérissent. Les savants, à leur tour, règlent définitivement leur emploi. La science consacre ce que la tradition populaire a mis en lumière.

Médecins et malades témoignent des propriétés essentiellement toniques et reconstituantes des eaux de Salins.

La tradition, ce premier élément de la certitude, affirme sans douter. Quant à l'*évidence*, nous donne-t-elle la notion des propriétés reconstituantes des eaux de Salins ? Cet élément important de la certitude pourrait ici, dans son application, se confondre avec la tradition qui nous est conservée sur ces eaux et les faits de guérison avérés, connus, décrits par des observateurs sérieux, ne peuvent laisser aucun doute à cet égard. L'action salutaire des eaux de Salins, dans les affections où la débilité domine et où elle prend, en quelque sorte, le dessus sur la maladie dont elle est une complication, est un *fait d'évidence* soumis à l'appréciation du *sens commun :* il est déjà annoncé par la *tradition* et il est confirmé par la *relation des sens*.

Aujourd'hui, la *certitude* est complète et parfaitement avérée : les eaux de Salins sont éminemment toniques et reconstituantes.

CHAPITRE QUATRIÈME.

Je divise ce chapitre en trois paragraphes :

1° Du mode d'emploi des eaux de Salins.

2° Les eaux de Salins comparées aux eaux de la mer.

3° Les eaux de Salins comparées aux eaux de l'Allemagne.

Paragraphe Ier. — Du mode d'emploi des eaux de Salins.

S'il est prouvé, physiologiquement et expérimentalement, qu'il faut tonifier, reconstituer les sujets à tempérament lymphatique et à constitution faible, sous peine de maladie, il convient de parler des modificateurs nécessaires à cette transformation si désirable : ce sont les agents proprement dits de l'hygiène, les *circumfusa*, les *ingesta*, les *excreta*, les *applicata*, les *percepta* et les *gesta*. Ici, dans le cadre limité que je me suis imposé, je ne veux traiter ni des *circumfusa*, ni des *applicata*, ni des *percepta*, ni des *gesta*. Il faut admettre toutefois que les sujets bénéficient d'un air pur, qu'ils boivent de bonnes eaux, qu'ils habitent un climat salubre, une habitation convenable, suffisamment aérée, qu'ils disposent d'aliments sains et réparateurs, qu'ils portent des vêtements en rapport avec leur âge, les saisons et leur tempérament, qu'ils ne surexcitent en rien leur système nerveux, soit par des excès matériels, soit par des travaux intellectuels exagérés, qu'ils n'entraînent pas leur moral à exercer une influence fâcheuse sur les fonctions de l'organisme, qu'ils se livrent à un exercice convenable, en rapport avec leurs forces et les exigences d'un traitement, toutes conditions indispensables pour une bonne hygiène. Ces conditions ne sont pas des accessoires, tant s'en faut : elles sont principales, indispensables, comme je le disais à l'instant. Si elles ne constituent pas le traitement hygiénique par les eaux minérales, elles en annihileraient l'influence si elles étaient négligées ou si les gens du monde ne pouvaient se les procurer.

Les *ingesta* et les *excreta* constituent les modificateurs les plus importants du traitement hygiénique par les eaux minérales. Aux *ingesta* se rapporte l'eau minérale *en boisson*. Aux *excreta* revient l'emploi des *bains*.

La tradition et l'évidence nous ont appris que la médication bromo-chlorurée sodique convenait merveilleusement à ce traitement réparateur, destiné à obtenir le remontement que Bordeu désirait dans ces circonstances.

Il y a deux principaux agents de cette médication reconstituante, les eaux minérales qui se saturent des éléments chimiques nécessaires, brôme et chlorure de sodium, dans les entrailles de la terre, et les eaux de la mer.

Pour mieux examiner comparativement ces deux agents d'une précieuse médication, il nous faut bien établir le mode d'emploi des eaux, afin d'arriver au but désiré, l'action reconstituante.

Ces eaux sont administrées en bains, en douches et prises en boisson à des doses variables, suivant les circonstances. Dans le tempérament lymphatique, qui s'accompagne toujours d'un certain degré de faiblesse de la constitution, on remarque, comme caractère principal, l'état vraiment anormal des excrétions ; elles sont augmentées de quantité et elles sont modifiées dans leur nature. D'autre part, la sanguification est incomplète; la peau, à laquelle un réseau capillaire sanguin trop peu fourni ne donne qu'une vitalité incomplète, est souvent sèche, elle remplit mal ses fonctions, et ce qui, pour ces raisons est à son détriment, est au contraire à l'avantage des excrétions muqueuses, qui sont énormément augmentées. Tandis que le tégument externe n'est pas le siége de cette perspiration qui est un élément de la santé, les muqueuses sont le siége d'une hypersécrétion.

Le bain modifie ces anomalies dans les excrétions, et, par son action sur la peau, outre qu'il réveille l'activité fonctionnelle qui lui manque, il fait entrer dans l'économie, par l'absorption, certains éléments minéralisateurs qu'il contient.

Les effets du bain varient, on le sait, suivant sa température; et le degré summum de l'absorption, sans être attaché au bain froid, n'est certainement pas en raison directe de la température la plus élevée. Le bain ordinaire, ce que l'on appelle le bain thermal, se prend à 34° c. environ. Les effets du bain varient encore suivant sa minéralisation, suivant qu'il est sulfuré, alcalin ou chargé de chlorure de sodium.

Les effets du bain varient aussi suivant sa durée et suivant le mode d'immersion.

Il y a des effets qui sont immédiats, et d'autres qui sont un peu plus lents à se produire.

En résumé, la température du bain influe beaucoup sur sa valeur, et, s'il est médicamenteux, sur l'absorption de l'une ou de plusieurs des substances qu'il renferme. Elle est, sans contredit, un élément très-actif de l'action du bain, et elle a d'autant plus d'influence que l'élément minéralisateur principal peut se mieux faire sentir à la peau, avoir une action topique plus considérable, ainsi les éléments sulfurés et le chlorure de sodium. Il est fort difficile de poser des règles générales à suivre dans tous les cas. C'est au médecin à apprécier les conditions qui sont les meilleures pour chaque sujet. C'est ici qu'il faut parfaitement connaître son malade, le posséder en quelque sorte, de manière à se rendre compte, non pas seulement de son tempérament, de sa constitution, mais aussi et surtout de son idiosyncrasie. Avant de commencer un traitement hydrominéral, il faut avoir la notion exacte de la susceptibité organique.

Le but à remplir est celui-ci : exciter le tégument externe à un degré suffisant, afin de le disposer à un plus complet exercice de ses fonctions, mais ne pas dépasser ce degré, ne point amener, à moins qu'il n'y ait indication formelle de le faire, une irritation cutanée, car alors l'absorption serait nulle ou à peu près. Cette absorption ne se renouvellerait qu'une fois terminée cette irritation produite artificiellement, dans un but hygiénique, et pour prévenir des maladies dont le tempérament lymphatique et la faiblesse de la constitution font craindre l'évolution. On arrive à ce résultat par les bains et les douches. De plus, une certaine quantité d'eau minérale peut être prise à l'intérieur.

Voici l'ensemble du traitement que, dans ces circonstances, je fais suivre à Salins, et qui m'a paru le plus convenable. Je dis l'ensemble du traitement, parce que je ne puis parler ici qu'en termes généraux. L'appréciation plus réelle des nuances, des modifications, toujours importantes, à apporter au traitement résulte de l'examen minutieux de chaque malade. Aussi, l'on peut dire qu'en matière d'hygiène, autant de sujets, autant de traitements, car les idiosyncrasies varient suivant chaque personne.

Voici donc l'ensemble du traitement :

Des bains d'eau de la source, en baignoire, de trois quarts d'heure à une heure de durée, un bain chaque jour. Tous les deux jours, plus rarement tous les jours dans le traitement hygiénique, après le bain ou dans la journée, une douche en arrosoir ou en jet, de deux ou trois degrés au moins au-dessus de la température du bain. Cette douche durera de cinq à dix minutes, suivant qu'elle sera donnée en arrosoir ou en jet.

Après la douche, essuiement rapide et un peu rude, autant que possible par des mains étrangères. Le massage peut être utile, mais à la condition d'être en rapport avec les forces et de ne point amener la courbature. Je me contente généralement de frictions sèches, faites soit avec la main, soit mieux avec un gant de molleton de laine destiné à cet usage. Les jeunes enfants, au début du traitement, ont souvent grand effroi des douches. Il faut alors qu'une personne étrangère se charge de les tenir dans la petite piscine où la douche est administrée. Le plus souvent, ces premiers moments d'effroi durent peu et les enfants trouvent un plaisir en une chose qui était pour eux un sujet de grand effroi.

Quand je parle de jeunes enfants qui prennent des douches, je parle d'enfants de quatre ou cinq ans au moins. En général, je m'abstiens des douches jusqu'à l'âge de trente mois à trois ans, tant que la première dentition, celle des dents n'est pas terminée. Je dis, *en général*, car il y a des circonstances où il faut obéir à des indications tout à fait spéciales et faire administrer des douches à des enfants même encore à la mamelle. Dans ce cas, on les tient assis sur les genoux. Mais, à part ces indications particulières, je m'abstiens et je me contente des bains.

Pour les enfants plus grands et pour les adultes, je remplace volontiers le bain de baignoire par le bain de piscine (1), où l'on peut nager très-aisément, la densité de l'eau de la source de Salins étant assez considérable. Elle est représentée par le chiffre 1,267. La natation en eau minéralisée est excellente, elle est d'une très-bonne hygiène.

Les personnes qui remplacent ainsi le bain de baignoire par le bain de natation, doivent également prendre tous les jours ou tous les deux jours une douche, chaude ou écossaise, celle-ci prise dans la matinée ; dans la journée, le bain de piscine.

J'insiste beaucoup sur les heureux effets de cette gymnastique dans l'eau de la source.

Peu à peu, je cherche à diminuer, si je le puis, la température du bain. Cela dépend naturellement des sensations éprouvées par le sujet; cela dépend aussi de la température ambiante.

---

(1) Cette piscine est très-grande, de forme ronde, à toiture très-élevée; l'air y circule aisément; elle est garnie de cabinets disposés sur le pourtour. Elle renferme 86,000 litres d'eau. Elle a un peu plus d'un mètre de profondeur. On y descend avec facilité par des marches qui vont jusques au fond. Celui-ci est très-uni et il ne cause aux pieds aucune impression désagréable. Un large déversoir permet de renouveler l'eau très-facilement. C'est entièrement de l'eau de la source qui s'y trouve. Elle est chauffée dans l'après-midi et la température y est portée à environ 32° c. Plusieurs heures sont réservées aux dames, et plusieurs aux messieurs. Dans la matinée, l'eau de la piscine est froide. Elle peut être employée aussi à cette température, je m'en sers souvent comme bain d'immersion.

L'expérience m'a démontré que les températures basses sont mal supportées par les sujets qui viennent aux eaux pour la première fois. Ce n'est que graduellement, en général après une première saison que l'on peut, sans danger, dirai-je, abaisser la température de l'eau.

Dans la grande majorité des cas, je ne me sers pas de l'hydrothérapie, je veux dire de l'eau froide, comme traitement hygiénique, chez les tout jeunes enfants. Chez ces sujets, et avec les conditions d'un tempérament lymphatique, les réactions sont difficiles, la peau ne s'excite pas assez, il ne se fait à sa surface que peu ou point d'afflux sanguin. Je redoute, et avec raison, les congestions internes, congestions qui peuvent porter sur des organes essentiels à la vie. Enfin, au jeune âge, je veux dire au-dessous de sept ans, ce traitement, comme hygiène, est moins utile et il n'offre point des garanties suffisantes. Je préfère les bains tièdes ou chauds.

Pour les sujets plus âgés, je crains beaucoup moins l'abaissement de la température; mais encore une fois, comme sûreté du traitement hygiénique, il faut avoir une notion très-exacte de l'idiosyncrasie de son malade et surveiller la réaction.

La question de température est donc subordonnée à l'état des baigneurs, au degré de leur tempérament lymphatique, de leur faiblesse constitutionnelle, de leur idiosyncrasie.

Il m'est arrivé souvent de rencontrer des téguments externes que rien n'influence, qui demeurent inertes sous des excitations multipliées, comme la douche, dont la force de projection peut-être graduée et arriver à être considérable, le bain minéralisé davantage par l'addition d'une certaine quantité d'eaux-mères, les frictions, le massage. Ces derniers moyens n'excitaient pas, mais ils meurtrissaient et ils amenaient d'autant plus aisément des ecchymoses que la vitalité organique était moindre, que le sang était plus au-dessous du niveau normal, sous le rapport du chiffre de ses globules. Dans ces circonstances, j'ai plusieurs fois employé un moyen qui m'a réussi. Je fais plonger le sujet pendant cinq minutes dans un bain très-chaud, je l'en fais sortir, essuyer et frictionner. Je l'y fais plonger de nouveau pendant le même temps et je l'en fais sortir de la même manière. Je répète cette manœuvre deux, trois ou quatre fois. Plus rarement, je laisse le baigneur dix minutes, un quart d'heure dans le bain, en une seule fois. Il m'est arrivé aussi de remplacer le bain pris de cette manière par une douche à 40° centig., douche suivie de frictions. Le bain pris de cette façon ou la douche sont répétés plusieurs jours de suite.

J'ai pu réveiller ainsi les fonctions quasi éteintes de la peau et amener le résultat que l'on cherchait inutilement à obtenir par d'autres moyens.

Dans ce traitement hygiénique, je ne recherche pas une salure trop considérable: je m'en tiens souvent aux bains d'eau de la source (1), mais je regarde comme une condition indispensable de prolonger le traitement. En général, on n'a que des idées fausses ou incomplètes, parmi les gens du monde, sur la durée des traitements aux eaux minérales.

---

(1) Un bain d'eau de la source, pour adulte, à 200 litres pour la baignoire, renferme 6 gr. 13000 de bromure de potassium et 4 kil. 549 gr. 03000 de chlorure de sodium.

Un bain d'eau de la source, pour enfant, à 100 litres d'eau pour la baignoire, renferme 3 gr. 06500 de bromure de potassium et 2 kil. 274 gr. 03000 de chlorure de sodium.

J'ai souvent insisté sur la nécessité de passer près des eaux chlorurées sodiques un laps de temps suffisant. Le mot *saison*, qui sous-entend vingt et un jours de traitement, a eu une grande vogue. Pour un traitement hygiénique, ce temps est beaucoup trop restreint. Comme je l'ai dit, le mieux en cette circonstance, ce sont les bains peu minéralisés, les bains d'eau de la source, mais continués longtemps. On ne trouve pas toujours des baigneurs assez dociles pour donner cinquante jours, deux mois à leur santé, surtout quand ils savent qu'ils ne sont pas encore malades, quand ils n'ont que la crainte, mais crainte qu'ils devraient croire bien fondée de le devenir.

Au sujet du traitement hygiénique prolongé, je dois rappeler que plusieurs fois j'ai trouvé des avantages à faire prendre vingt, vingt-cinq bains consécutifs, faire reposer huit ou dix jours et faire prendre encore le même nombre de bains, cette fois un tous les deux jours. J'ai eu à me louer de ce traitement.

Le meilleur traitement hygiénique doit donc être très-modéré en fait de minéralisation, mais prolongé.

Cependant, quand il y a impossibilité absolue de prolonger le traitement, quand le baigneur ou sa famille ne peuvent rester aux eaux, peut-on faire autrement? Peut-on tenter de ranimer vigoureusement l'organisme endormi, de lui donner un coup de fouet en quelque sorte à l'aide de bains que, dès le début, on minéraliserait fortement? Cette pratique n'est pas sans danger et elle trouve rarement l'occasion de s'exercer utilement. Dans tous les cas, il se produit de la courbature de l'insomnie, chez quelques-uns de la fièvre, de l'inappétence, puis les signes de l'embarras gastrique. Mais le danger réel n'est pas là. Mise au service d'un traitement hygiénique, cette pratique peut amener précisément ce que l'on redoute et l'on peut voir cette impulsion violente communiquée à l'organisme entraîner l'évolution de la maladie que l'on veut prévenir. Le traitement dépasse le but.

Dans le cas où il s'agit de combattre une anémie qui mène une maladie constitutionnelle en une voie mauvaise, dans les cas par conséquent où l'idiosyncrasie du sujet s'est dévoilée et où elle est connue, je regarde cette pratique comme plus dangereuse encore. Elle ne peut apporter qu'une perturbation inopinée en des circonstances où il faut au contraire toute prudence et toute sagesse pour amener, je ne dirai pas la guérison de la maladie constitutionnelle, mais son redressement, si l'on veut me permettre cette expression figurée, c'est-à-dire l'empêcher de dévier et de revêtir une forme anormale; ainsi du rhumatisme anémique. L'on voit que, même pour le traitement hygiénique, l'intervention du médecin est indispensable.

Pour le traitement médical, thérapeutique proprement dit, il est en général inopportun et aussi dangereux de commencer par des doses exagérées. Il faut aller progressivement et la dose maximum de minéralisation ne peut être indiquée. Elle doit naturellement varier suivant les malades.

A propos de la durée du traitement hygiénique, je suis amené à parler de la durée du traitement purement thérapeutique, médical. Je vais le faire ici pour n'y plus revenir dans le troisième chapitre.

Beaucoup de malades, à peine arrivés, déterminent le jour fixe de leur départ ; ils veulent consacrer trois semaines, vingt et un jours à soigner leur santé, jamais plus, moins s'ils le peuvent. Sans doute, dans un certain nombre de circonstances, vingt et un jours de traitement peuvent suffire pour changer la modalité d'une maladie constitutionnelle qui se complique d'anémie, mais quand il s'agit de maladie chronique qui dure depuis des années, qui a profondément imprégné et altéré l'organisme, toujours vingt et jours de traitement ! Ce laps de temps imposé au traitement est tout à fait de convention. On en trouve probablement la cause dans ce fait, que vingt et un, vingt-trois jours constituent à peu près la période durant laquelle les femmes peuvent se soumettre au traitement entre deux époques menstruelles. Et il arrive bien souvent que, pour beaucoup de femmes, surtout dans les grandes villes, le malaise qui précède les règles aidant, et aussi parfois l'anéantissement et la courbature qui les suivent, il y a à peine une période de quinze jours pendant laquelle le traitement peut être suivi. N'importe. On est resté le temps déterminé à l'avance. Heureusement tout le monde ne se soigne pas de la même façon. Le chiffre de vingt et un jours est donc généralement trop limité. L'on ne rencontre qu'un très-petit nombre de malades chez lesquels on puisse instituer, presque dès le début, un traitement convenable, suffisamment énergique, qui soit de suite en rapport avec le malade et avec la maladie. Beaucoup de personnes ne voient le traitement devenir définitivement utile qu'au moment même où elles trouvent indispensable de le suspendre. La cure n'est pas complète. Le médecin est le seul juge compétent de la durée convenable du traitement.

Abandonnés à eux-mêmes, les malades cessent trop souvent de se soumettre à la médication au moment même où, pour des yeux exercés, on voit s'établir la tolérance du médicament et en quelque sorte la prochaine saturation de l'organisme. La cure est compromise ; le bénéfice recueilli est à peu près nul. Voilà où mène l'absence de direction dans un traitement qui a sans doute quelques règles générales, quelques données pratiques, mais qui est destiné à être sans résultats ou même dangereux, quand il est laissé à la disposition de personnes étrangères à l'art de guérir.

Je ne veux pas faire entendre que ce traitement, qui s'adresse à des maladies chroniques, doive durer indéfiniment : loin de là. Sur ce sujet, la pratique doit reposer sur les données que fournit la clinique.

L'expérience m'a démontré que le plus grand bénéfice pour les malades, c'est d'aller fort doucement, de ne pas brusquer le traitement, de ne pas prescrire des bains de suite très-minéralisés, d'aller graduellement. Je désire un mois de traitement ; je conseille parfois deux traitements pendant la saison d'été : je crois très-utile de les séparer par un intervalle suffisant de quinze jours à un mois, mais tout dépend des effets produits par le premier traitement. Quant au second traitement, il différera du premier : ici, il sera plus énergique, là, il sera au contraire très-modéré. Tout dépend des indications qui naissent en quelque sorte, pendant le cours de la médication. Encore une fois, en des choses de cette importance, il faut l'œil du médecin.

Qu'on le sache bien, les eaux minérales sont de puissants *médicaments*, je tiens au mot, et comme tous les médicaments, elles ont besoin, pour qu'on puisse bénéficier de la variété de leur emploi, des conseils du médecin. On appréciera, j'espère, le mobile qui me fait ainsi parler. C'est un pur motif d'humanité, et c'est aussi dans l'intérêt réel de la science, que j'appelle sur ce grave sujet toute l'attention du lecteur.

Avant d'établir une comparaison entre les eaux de Salins et les eaux de la mer, sous le rapport de l'action reconstituante, objet spécial de ce travail, il me faut dire que les bains et les douches ne sont pas les seuls modes suivant lesquels on emploie l'eau chlorurée sodique du Jura. — On la donne en boisson. Pour ma part, je tiens beaucoup à ce mode d'administration. En l'état de certaines maladies constitutionnelles, c'est un excellent altérant. Au point de vue de l'action reconstituante « elle change d'une manière insensible et sans provoquer d'évacuations l'état des solides et des liquides. » (*Définition des médicaments altérants, dictionnaire de Nysten et Robin*, 11e édition, p. 50). Elle est un bon agent du traitement hygiénique. Ce que j'ai dit plus haut de l'usage du brôme et du chlorure de sodium me dispense de plus de détails. Dans une mesure convenable, l'eau de la source de Salins est un reconstituant.

Cette eau de la source renferme, par litre, d'après la dernière analyse de M. Réveil, 22 grammes 74516 de chlorure de sodium. Ce sel est, avec le brômure de potassium 0,03065, l'élément le plus important, celui qui, en particulier, peut le mieux provoquer ces troubles fonctionnels qu'on reproche trop à mon avis, parce qu'on ne les a pas suffisamment examinés *cliniquement*, aux eaux dont la salure est élevée.

Si prendre chaque jour près de 30 grammes, 30 grammes ou même un peu plus de chlorure de sodium provoque des pesanteurs d'estomac, des nausées, de la diarrhée, de la constriction gutturale, etc., ce n'est point un motif suffisant pour cesser l'usage de l'eau en boisson, quand l'hygiène ou la maladie paraissent en nécessiter l'emploi. Il faut attendre quelques jours; la tolérance s'établit. On peut aussi, sans altérer l'eau de la source, bien entendu, et, afin de la laisser ce qu'elle est, un produit de la nature, on peut, dis-je, essayer de la mettre dans des conditions telles, que son emploi soit possible sans amener le cortége de ces troubles fonctionnels, ainsi la gazéifier artificiellement en y ajoutant de l'acide carbonique, ainsi encore en l'associant à un liquide adoucissant ; l'eau de gomme, d'orge, le sirop, et particulièrement le sirop de gomme conviennent bien. A l'aide de ces mélanges, l'eau est supportée davantage et sa saveur est changée. Toutefois, si je note cette modification dans la saveur de l'eau, la chose n'a qu'une très-médiocre importance, car il y a peu de malades qui aient une répugnance invincible à boire de l'eau qui immerge les bancs de sel gemme. Ce qui doit surtout fixer l'attention, c'est la façon dont l'eau est digérée.

Paragraphe 2e. — LES EAUX DE SALINS COMPARÉES A L'EAU DE LA MER.

Il y a au sujet de l'usage des eaux salines, à propos de la tolérance de l'estomac, une grande différence entre les effets de l'eau de la source de Salins en boisson, comme de plusieurs autres eaux qui sont, comme elle, brômo-chlorurées sodiques, et l'eau de la mer. Cette dernière prise à l'intérieur, a des inconvénients sur lesquels j'ai déjà insisté. Je disais, en 1860, dans mon travail sur les eaux minérales de Salins, page 22 : « Il est aujourd'hui définitivement établi qu'on ne peut, sous ce mode d'emploi (*à prendre en boisson*) l'utiliser (*l'eau de la mer*) d'une manière générale en thérapeutique. Elle provoque des vomissements, et quand, exceptionnellement, elle peut être gardée par l'estomac, elle a des effets purgatifs assez intenses. Ces effets se répètent tant qu'on boit cette eau : la tolérance ne s'établit pas.

L'idée de faire boire des eaux salines n'est certes pas nouvelle. Les anciens donnaient sous le nom de Θαλασσόμελι, de Θάλασσα, mer et μέλι, miel, un médicament composé de parties égales d'eau de mer, de miel et d'eau de pluie, le tout exposé au soleil pendant la canicule dans un vase poissé. Ce *thalassomeli* n'était donc pas de l'eau de mer pure.

Les pesanteurs d'estomac causées par l'eau de la mer étaient connues des anciens.

A l'époque moderne, le czar Pierre-le-Grand voulut habituer de jeunes matelots à boire de l'eau de mer en guise d'eau douce. Ils moururent pour la plupart, et, si l'on n'eut mis fin à ces expériences, tous probablement auraient succombé (Constantin James, *Guide aux eaux minérales*, 5e édition, page 416). Ce même auteur ajoute, page 427, « que d'ailleurs l'eau de la mer ne paraît pas avoir une spécificité d'action suffisante pour racheter la répugnance qu'inspire sa saveur, et qu'on y a presque entièrement renoncé aujourd'hui. »

Les propriétés vomitives et superpurgatives de l'eau de la mer, en quelque point qu'on la prenne, sont dues sans doute, en partie du moins, aux traces d'un principe dont la plupart des analyses ne font pas mention. Ce principe, *substance organique des eaux de mer* (*mucosité de la mer*, de Bory de Saint-Vincent) est certainement cette même substance que M. Kérandren a comparée à l'*adipocire* (1) qui se forme dans les cimetières encombrés.

(1) Cette matière grasse, limoneuse de la mer n'est pas de l'adipocire, dans le sens technique du mot. Sous le nom générique d'*adipocire*, Fourcroy a confondu trois substances que l'on isole et qui sont très-différentes

En résumé, au point de vue de l'hygiène et de la thérapeutique, le seul qui doive tout spécialement nous occuper ici, l'eau de la source de Salins peut être parfaitement supportée par l'estomac : l'eau de la mer ne peut l'être. Celle-ci est donc inutile sous ce rapport, tandis que la première rend de grands services, comme agent de la médication altérante. Ces mélanges que j'indiquais à l'instant n'altèrent point la composition de l'eau de la source. Du reste, celle-ci peut être gardée fort longtemps, transportée, sans subir la moindre altération, ce qui est le fait des eaux bromo-chlorurées sodiques. Aussi, je regarde cette conservation de l'eau, comme un motif de succès, car je suis parfaitement convaincu de l'utilité de faire boire de l'eau de la source dans certaines conditions pathologiques déterminées. Ce médicament pris à l'intérieur, peut être d'un puissant secours, en dehors de la saison des eaux, comme traitement d'hiver, soit comme complémentaire du traitement suivi sur les lieux mêmes, soit comme préventif dans un but de prophylaxie.

C'est donc un fait authentique, certain, que l'eau minérale chlorurée sodique, celle de Salins en particulier, est bien tolérée par l'estomac, elle constitue un médicament utile en hygiène, indispensable en thérapeutique. L'eau de la mer est loin de se prêter aussi bien au même mode d'emploi.

---

l'une de l'autre, la *cholestérine* ou matière grasse des calculs biliaires ; la *céline* extraite du blanc de baleine ou spermaceti, et enfin le *gras des cadavres* qui est un savon que M. Chevreul a surtout bien étudié. C'est un savon composé d'ammoniaque, de potasse et de chaux, combiné avec beaucoup d'acide margarique et un peu d'acide oléique. La substance muqueuse, limoneuse, grasse de la mer n'est pas de l'adipocire à la façon dont l'entendait Fourcroy. Elle contient en grande partie ce savon que l'on appelle *gras des cadavres*.

Mais, ce n'est pas seulement sous le rapport de l'usage interne qu'il y a lieu de comparer les eaux chlorurées sodiques et leurs eaux-mères avec l'eau de la mer ; c'est aussi au sujet des bains et des douches, au sujet de l'usage externe de ces eaux.

Avant de poursuivre, je veux déclarer que je ne veux pas me constituer le contempteur des bains de mer, pour plusieurs motifs faciles à comprendre, d'abord parce que dénier toute valeur aux bains de mer serait contraire à la vérité et ridicule. Le bain de mer est un agent thérapeutique utile, qu'on ne saurait proscrire, mais il faut que les choses soient remises à leur place, et que l'engouement, basé sur des considérations la plupart du temps fort extra-médicales, soit enfin compris pour ce qu'il est et pour ce qu'il vaut, qu'il ne passe point pour une vérité.

Je veux établir une comparaison, rapide d'ailleurs, entre les eaux chlorurées sodiques et l'eau de la mer, sous les rapports de leur richesse minérale, de leur mode d'emploi et de leur valeur comme agent thérapeutique.

1° *Des eaux bromo-chlorurées sodiques de Salins (eau de la source et eaux-mères) comparées à l'eau de la mer, sous le rapport de la composition chimique.*

La vogue, l'engouement, ces tyrans de l'opinion, ont créé une erreur déplorable. L'on a cru que les bains pris aux sources bromo-chlorurées sodiques pouvaient suppléer les bains de mer. Tel est le rôle qu'on a voulu leur faire jouer. Ces deux agents thérapeutiques sont différents et, si au premier abord ils paraissent répondre à des indications semblables, identiques, la pratique et l'expérience démontrent que ces ressemblances ne sont que superficielles. Le mode d'emploi, surtout, établit entre ces agents une différence immense, et les gens du monde ont complètement tort quand ils prétendent suppléer les bains de mer par les bains d'eau minérale chlorurée sodique. « J'ai entendu nommer à Salins les eaux-mères, les *eaux mérées*, dit M. Carrière, mot créé pour exprimer l'analogie d'action que le vulgaire suppose entre le résidu d'évaporation et les eaux de la mer. » (*Recherches sur les eaux minérales sodo bromurées de Salins*, 1856, p. 10).

MM. Mialhe et Figuier ont analysé l'eau de l'Océan prise à quelques lieues de la côte du Havre. Voici le résultat de leur examen :

Chlorure de sodium	25gr. 704
— de magnésium	2 905
Sulfate de magnésie	2 462
— de chaux	1 210
— de potasse	0 094
Carbonate de chaux	0 132
Silicate de soude	0 017
Bromure de sodium	0 103
— de magnésium	0 030
Oxyde de fer, carbonate et phosphate de magnésie	des traces
Oxyde de manganèse	des traces
Éléments solubles	32gr. 657

La composition de l'eau des mers qui baignent nos côtes est à peu près uniforme.

Telle est donc l'eau de mer dont on dispose pour bains. Je n'ai pas à m'occuper de la salure différente des mers intérieures. L'étude physique et chimique de ces mers, très-intéressante d'ailleurs, n'est pas ce qui doit nous intéresser ici. Que la mer Noire soit beaucoup moins salée que la Méditerranée, que la mer Morte soit la plus saturée peut-être de toutes les mers, si saturée qu'une Compagnie, assurée sans doute d'un succès, ait entrepris d'en extraire des quantités de brôme, que l'eau puisée à une grande profondeur (*ce qui a été fait, à 180 brasses ou 900 pieds*) soit beaucoup plus salée que l'eau de la surface, nous n'avons pas à insister sur ces sujets qui sont du domaine de la physique de l'eau de mer. Il nous suffit de savoir que l'eau qui, sur les plages, sert pour bains, ne diffère pas sensiblement, en quelque endroit qu'on la prenne, quant à sa composition, de celle qui a été analysée près du Havre, par MM. Mialhe et Figuier.

Outre que le mode d'emploi de l'eau varie beaucoup, à la mer et dans les établissements d'eaux minérales bromo-chlorurées sodiques, et c'est surtout sur ce sujet que j'insiste, la composition de ces eaux salines est très-différente. A la mer, composition uniforme, toujours la même. A Salins, le bain peut être graduellement plus ou moins minéralisé, par l'addition d'une quantité plus ou moins considérable d'eaux-mères, et l'on peut arriver à tel degré de minéralisation que l'on veut. C'est un énorme bénéfice de pouvoir faire face à toutes les indications et de satisfaire à tous les besoins.

Tel bain d'eau de la source de Salins, à 200 litres par baignoire, renfermera 4 kil. 549 gr. 030 de chlorure de sodium et 6 gr. 130 de bromure de potassium.

Tel autre bain d'eau de la source, avec addition de 30 litres d'eaux-mères, toujours à 200 litres par baignoire, contiendra 8 kil. 907 gr. 8755 de chlorure de sodium et 80 gr. 4705 de bromure de potassium.

Je parle ici d'un bain avec addition de 30 litres d'eaux-mères, mais je pourrais parler d'un bain plus minéralisé encore. Si je prends celui-ci pour exemple, c'est que je le regarde un peu comme une limite *maximum*, mais limite qui, cependant, n'a rien d'absolument fixe.

Entre le bain d'eau de la source et le bain avec addition de 30 litres d'eaux-mères, vous avez bien des degrés intermédiaires, et vous pouvez faire ce que vous voulez, vous pouvez mettre le bain en rapport avec la maladie, avec l'affection, avec le tempérament, avec l'idiosyncrasie. A la mer, au contraire, vous avez un bain ou une douche, suivant le temps que l'on demeure dans l'eau et suivant les conditions de la marée, bain ou douche constitués avec une eau qui renferme toujours la même minéralisation.

Il n'y a donc aucune parité entre les bains de mer et les bains d'eau minérale bromo-chlorurée sodique, comme Salins, au point de vue de leur composition.

Une ressemblance n'est pas mieux fondée, entre les bains de mer et les bains d'eau minérale bromo-chlorurée sodique, au point de vue de leur mode d'emploi et de leur valeur thérapeutique ; c'est ce que je vais examiner.

2° *Les bains de mer et les bains d'eau minérale bromo-chlorurée sodique, comparés entre eux, au point de vue de leur mode d'emploi*

C'est surtout ici que je trouve des différences éminemment tranchées entre les bains et les douches pris près des sources salines et les bains de mer.

L'élément le plus important dans le bain, c'est sans contredit sa température. Celle-ci est même un agent très-efficace de l'absorption. Quels que soient les éléments minéralisateurs, quelle que soit la faculté d'absorption de la peau pour telle ou telle autre substance, il faut, pour que l'absorption se produise efficacement, se placer dans des conditions déterminées, dans des conditions favorables. Ces conditions se résument dans une température convenable.

Il résulte des expériences de Cruikshank, de Buchan, de Kauw, de Falconner, du professeur Berthold, de W. Edwards sur la diminution ou l'augmentation du poids du corps dans le bain, sur la marche de la transpiration et de l'absorption, que le moment où le pouls s'élève dans le bain marque l'instant où la transpiration, cette soupape naturelle en quelque sorte, remédie à l'excès de calorique. C'est le moment aussi où l'absorption devient inférieure à la transpiration ; c'est le moment où les conditions où est placé le baigneur deviennent défavorables à l'absorption.

Il faut donc, non pas avoir la prétention de suspendre la transpiration, ce qui n'est pas en question, mais faire en sorte que les produits qu'elle exhale demeurent inférieurs à la quantité de matériaux que l'absorption entraîne dans l'organisme.

Il faut donc qu'il n'y ait point excès de calorique, puisque la transpiration est en rapport direct avec lui.

W. Edwards a cherché une limite et il a pensé que jusqu'à 22° c. le corps absorbe plus qu'il ne transpire. Au-dessus de 22° c., le contraire a lieu.

Le professeur Berthold a donné pour limites, de 22° c. à 28° c.

D'autres expérimentateurs, Poitevin, Marcard ont cherché le point où le pouls n'est pas influencé par la température ; ils l'ont rencontré à 34° c. Au-dessous, la circulation se ralentit; au-dessus, elle s'accélère.

M. Chossat a confirmé ces expériences : il a pu faire baisser le pouls de 60 à 38 *pulsations* dans un bain de 28 à 30° c. suffisamment prolongé ; il a pu le faire s'élever au-delà de 100 pulsations dans un bain à 37° c. d'une heure trois quarts de durée.

Voici ce qu'apprend l'expérimentation. Mais, tout est

un peu relatif et le calorique du bain doit être en rapport avec les conditions de santé dans lesquelles se trouve l'individu qui s'y plonge. Ce degré de température qui n'affecte point d'une manière sensible notre caloricité, et qui n'a rien de pénible, est au point de température inférieure de quelques degrés à la température du sang.

Telle sont les conditions favorables pour l'absorption.

Le bain de mer ne remplit jamais ces conditions ; il stupéfie l'organisme : il n'est point un agent de l'absorption. Il doit compter comme pratique ***hydrothérapique***. Il amène un afflux sanguin vers les organes intérieurs, afflux momentané, mais qui, répété chaque jour pendant uu certain temps, peut avoir sa valeur parce que la vitalité tend peu à peu à se prononcer davantage dans ces organes. Toutefois, cet afflux ne doit être que momentané. ", soit parce que l'eau est trop froide, soit parce que le sujet est trop faible, soit parce que le bain est trop prolongé, cet afflux ne se dissipe pas promptement et aisément, il devient congestion. Il est indispensable que, le mieux par les seuls efforts de la nature, le sang revienne spontanément à la périphérie et que la circulation capillaire activée rapidement enlève aux parenchymes la masse du sang qu'y a fait affluer l'immersion dans l'eau froide. Ce retour du sang à la périphérie s'appelle la ***réaction***.

Tout médecin un peu habitué aux pratiques de l'hydrothérapie dira que, pour permettre à la réaction de se faire complètement, , il faut encore que le sujet ne soit pas trop débile, il faut qu'il ne soit pas trop usé. Sinon, on marche dans le sens de la débilité, on anéantit son malade.

Qu'on le remarque bien, je n'entends pas faire un procès aux bains de mer : je relate des faits de physiologie patholigique connus de tout le monde.

Ainsi, dans le moment où il est pris, le bain de mer n'est pas un agent de l'absorption. Le corps n'y absorbe rien. Tout au plus si celui-ci est déjà dans des conditions suffisantes de force pour que la réaction puisse se faire, ce bain dispose-t-il à une absorption plus facile d'éléments minéralisateurs pris dans des conditions différentes et sans contredit plus favorables.

Il n'y a donc aucune ressemblance entre les bains de mer et les bains aux sources salines. Ce ne sont plus les mêmes bains, ce n'est plus la même médication.

Qu'on se le rappelle bien et je le dis encore, je ne veux me faire le détracteur d'aucune pratique médicale : j'expose des faits avec conviction, et voilà tout. Je suis d'ailleurs persuadé que le sentiment que j'exprime est partagé par un grand nombre de confrères. Combien me l'ont dit !

Il y a sur les côtes beaucoup de bien à recueillir : ce bien consiste dans les bénéfices de l'atmosphère marine.

Je suis bien éloigné d'en nier l'heureuse influence. Pourquoi ? Parce que, dans cette situation, on confie à la muqueuse gastrique, à la muqueuse pulmonaire et à la peau l'absorption d'une quantité notable de chlorure de sodium. C'est encore ici l'absorption qui est l'agent indispensable, obligé du traitement hygiénique ou du traitement thérapeutique.

Les bons effets de l'atmosphère maritime, sur lesquels on a insisté beaucoup, et avec raison, dans ces derniers temps, n'avaient point échappé aux anciens. Ils ont recommandé les voyages sur mer dans la phthisie, « moins en raison du pays (l'Egypte) qu'à cause de la traversée. » (Pline.)

L'atmosphère maritime peut combattre avantageusement le tempérament lymphatique et certaines formes des maladies constitutionnelles, où la débilité s'affirme à tel point qu'elle domine tout et qu'elle fait que la maladie est en quelque sorte à l'état larvé, mais il faut prendre encore certaines précautions. En effet, en dehors même des bains, cette atmosphère provoque souvent une irritabilité trop grande, mais c'est au médecin qu'il appartient de juger, et dans chaque cas particulier.

Comme traitement hygiénique du tempérament lymphatique, le séjour sur les côtes peut donc être très-utile, mais à la condition d'être prolongé. Ce n'est plus alors à une saison très-limitée qu'il faut songer, c'est à une installation définitive. Mais encore, dans ce cas, cette atmosphère ne dispense pas des autres moyens de l'hygiène.

En résumé, les bains des sources salines, de Salins en particulier, agissent par absorption, comme traitement hygiénique et comme traitement thérapeutique. Comme la température de l'eau peut y être amenée à tel degré que l'on veut, cette eau minérale plus ou moins chargée d'éléments fixes par l'addition d'eaux-mères, est très-utilement administrée en douches, bains de baignoire, bains en grande ou petite piscine, depuis la température de 10° c. jusqu'à la température des bains dits bains très-chauds.

Les bains de mer, au contraire, ne peuvent être que des bains d'immersion ou des douches. Dans les deux cas, ils sont des agents de l'hydrothérapie et ils constituent une pratique médicale utile d'ailleurs, mais qui, si elle était bornée à ses véritables exigences, serait beaucoup plus limitée.

3° *Les bains de mer et les bains d'eaux minérales bromo-chlorurées sodiques, comparés entre eux au point de vue de leurs applications en hygiène et en thérapeutique.* — Tout ce qui précède répond à l'objet de cette comparaison. Ce serait me répéter que d'y revenir. Je me résume dans les propositions suivantes :

1° Les bains et les douches des sources salines, avec ou sans addition d'eaux-mères, sont très-utilement employés en hygiène et en thérapeutique. Ils conjurent souvent l'évolution des maladies constitutionnelles. Ils transforment souvent la forme grave de ces maladies en une forme moins grave et moins dangereuse ;

2° L'eau de la source de Salins prise à l'intérieur, est un excellent altérant ;

3° Le bain de mer est forcément, en raison de sa température, peu prolongé. Il n'est le plus souvent qu'un bain d'immersion. Cette hydrothérapie, que l'on peut faire suivre près des sources salines, à Salins en particulier, ne peut être qu'un agent restreint et borné de l'hygiène, borné à certaines conditions climatériques ou individuelles ;

4° L'eau de la mer ne peut être prise en boisson d'une manière générale ;

5° L'atmosphère maritime est l'agent hygiénique et thérapeutique le plus utile sur les côtes, mais à la condition de s'y soumettre pendant longtemps.

Paragraphe 3e. — LES EAUX DE SALINS COMPARÉES AUX EAUX DE L'ALLEMAGNE, EN PARTICULIER A NAUHEIM ET A KREUZNACH.

A un point de vue général, les matériaux solides renfermés dans un litre d'eau de la source de Salins sont plus considérables que ceux qui se trouvent dans la même quantité d'eau à Kreuznach et à Nauheim.

A Kreuznach, quelle que soit la source où l'on prenne l'eau, la proportion des principes fixes est inférieure à celle de la source de Salins. L'*Elisenquelle* ou source d'Elise, en renferme 11gr,8386627 ; la *Theodorshalle*, 8gr, 9139776 ; le *Münsterbrunnen*, 8gr,46394.

A Nauheim, toutes les sources, sauf une seule, sont également moins minéralisées qu'à Salins : le *Kurbrunnen*, ou Fontaine de la guérison, renferme 17gr,4442 de matériaux solides ; le *Salzbrunnen* ou Fontaine du sel en renferme 25gr,0772 ; le *Grosser Sprudel* (Grand bouillonnement) 28gr,4634 ; le *Kleiner Sprudel* (Petit bouillonnement) 26gr,6263 ; l'*Alkalischer Sauerling* (*alkalischer*, alcaline, *Sauerling*, aigrelette) n'en renferme que 1gr,2100 ; le *Friedrich-Wilhelm*, source jaillissante de Nauheim, connue sous le nom de *Source Frédéric-Guillaume*, contient par litre 40gr,3658 de matériaux solides, proportion considérable, mais qui est due en grande partie à la forte quantité de chlorure de sodium qui s'y trouve. Je dois même dire que si nous faisons abstraction de la différence entre le chiffre de chlorure de sodium qui se trouve dans la source Frédéric-Guillaume et le chiffre du même sel dans la source de l'établissement de Salins, 27gr,416 dans celle-ci, 35gr,1000 dans celle-là ; si nous remarquons que les sels de chaux, chlorure et bicarbonate s'y rencontrent en forte proportion, 5gr,1100 par litre ; nous sommes tout naturellement amenés à trouver, au profit de la source de Salins un avantage marqué sous le rapport de la quantité des matériaux solides

D'un autre côté si, de la considération des principes fixes, nous nous mettons à envisager plus particulièrement les éléments qui sont réputés constituer la valeur de ces eaux au point de vue thérapeutique, nous avons en faveur de Salins des résultats concluants :

A Nauheim, le *Kurbrunnen* renferme 0gr,0050 de bromure de magnésium et des traces d'iode ; le *Salzbrunnen* 0gr,0070 du même bromure et des traces d'iode ; le *Grosser Sprudel* 0gr,0080 et des traces d'iode ; le *Kleiner Sprudel* 0gr,0070 et des traces d'iode ; l'*Alkalischer Sauerling*, des traces de bromure de magnésium et d'iode ; le *Friedrich-Wilhelm* 8gr,0098 et également des traces d'iode. Voilà pour Nauheim. Je fais remarquer de suite, pour y revenir d'ailleurs un peu plus loin, que le brôme qui s'y rencontre est à l'état de bromure de magnésium.

A Kreuznach, dans une seule source, le *Münsterbrunnen*, le brôme est en quantité un peu plus considérable qu'à Salins, 4 milligrammes de plus. Il s'y trouve 0gr,07145 de bromure de sodium et une proportion très-insignifiante d'iodure de sodium, 5 centmillièmes ; l'*Elisenquelle* qui se rapproche encore le plus de la minéralisation de Salins, ne contient, par litre, que 0gr,0401072 de bromure de sodium, c'est-à-dire 27 millièmes de moins qu'à Salins. L'analyse de l'*Elisenquelle* a été faite en 1855 par M. Pohtorf ; l'analyse du *Münsterbrunnen* a été faite la même année par M. Mohr. Il faut remarquer que, dans ces deux sources, le brôme se trouve uni au sodium. Quant à la troisième source de Kreuznach, la *Theodorshalle*, elle n'est ni bromurée ni iodurée, au rapport de l'analyse qui en a été faite en 1853 par M. During. Tout au plus renferme-t-elle des traces de bromure de magnésium.

La source de Salins renferme pour 1000 grammes d'eau 0gr,067 de *bromure de potassium*. Ainsi, la source la plus bromurée de Kreuznach ne contient que 0gr,00415 (moins de 5 centmilligrammes) de bromure à son avantage. C'est fort peu de chose, surtout lorsque déja la source de Salins en renferme 67 milligrammes. J'insiste de plus sur le mode de combinaison du brôme dans cette dernière, et j'y trouve un avantage.

Les bromures de magnésium, de sodium et de potassium sont peu fixes, et la fixité de chacun d'eux est inégale. De ces trois sels, celui dont la transformation est encore la moins facile, c'est le bromure de potassium ; celui peut-être sur lequel on peut avoir des données plus précises quant à sa quantité, parce qu'il est celui qui tend le moins à échapper à l'analyse. De plus, c'est un corps qui, au point de vue thérapeutique, a bien un peu son analogue que nous avons l'habitude d'employer et qui, dans sa sphère d'action, n'a certainement pas de rival, je veux parler de l'iodure de potassium.

Je me crois donc fondé à dire que l'eau de la source de Salins est fortement bromurée et que le bromure qu'elle renferme est tout à la fois plus fixe et plus en rapport avec ce que nous savons d'un autre sel de potassium si utile et si fréquemmcnt employé que le bromure de magnésium et le bromure de sodium. C'est surtout pour l'usage interne de l'eau de la source, usage que l'on ne saurait trop apprécier, que je m'appesantis tout particulièrement sur les avantages que je reconnais dans la composition chimique de l'eau de la source de Salins.

Mais ces considérations m'entraînent loin; et me donné-je pour mission de faire une comparaison en règle entre les eaux de Nauheim et de Kreuznach et les eaux de Salins? Je m'y trouve tout naturellement amené ; et d'ailleurs, le faire, c'est toucher à un point de classification en hydrologie médicale; c'est en outre, ce qui est plus important, envisager sous un aspect peut-être nouveau l'administration des eaux de l'Allemagne et du Jura.

L'énorme proportion des sels de chaux dans les eaux de Nauheim et de Kreuznach ne peut échapper à personne. Chacun en est frappé. MM. Pétrequin et Socquet ont trouvé dans la présence du chlorydrate de chaux dans les eaux de Nàuheim, un motif suffisant pour établir à leur sujet une division dans les eaux salines. Je partage en tout point ce sentiment : des eaux si fortement chargées de sels de chaux, tout en laissant au chlorure de sodium, qui est le sel dominant, la tâche de leur donner un nom en matière de classification, ne sauraient toutefois être placées sur la même ligne que taut d'autres eaux chlorurées sodiques qui en contiennent une moins grande quantité. A Nauheim, la proportion des sels de chaux est telle qu'on ne peut faire autrement que de la considérer beaucoup, tant au point de vue de la place qu'il convient de lui donner dans le cadre hydrologique, c'est-à-dire en matière médicale, qu'au point de vue thérapeutique.

Au *Kurbrunnen*, 1gr,3000 de chlorure de calcium; 1gr,4000 de carbonate de chaux; 0gr,1000 de sulfate de chaux ; en totalité 2gr,8000 de sels de chaux pour 1000 grammes d'eau.

Au *Salzbrunnen*, 2gr,1000 du chlorure de calcium ; 1gr,5000 de bicarbonate de chaux ; 0gr,1200 de sulfate de chaux ; en somme, 3gr,7200 de sels de chaux, toujours pour 1000 grammes d'eau.

Au *Grosser Sprudel*, 2gr,3000 de chlorure de calcium; 1gr,9000 de bicarbonate de chaux; 0gr,1100 de sulfate de chaux ; en tout la proportion considérable de 4gr,3100 de sels de chaux.

Au *Friedrich-Wilhelm*, 2gr,7500 de chlorure de calcium ; 2gr,3600 de bicarbonate de chaux; 0gr,0650 de sulfate de chaux. Ici, la quantité de ces sels est plus importante encore et elle constitue de fait une minéralisation toute particulière, elle arrive au chiffre de 5gr,1750 pour 1000 grammes d'eau.

Au *Kleiner Sprudel*, 1gr,8500 de chlorure de calcium; 1gr,7500 de bicarbonate de chaux; 0gr,0120 de sulfate de chaux; en totalité, 3gr,6120 de sels de chaux.

A l'*Alcalischer Sauerling*, où la minéralisation est fort peu considérable, puisque l'on ne retrouve que 1gr,2100 de matières fixes pour 1000 grammes d'eau, la proportion des sels de chaux est relativement très-importante : elle atteint le chiffre de 0gr,3370, c'est-à-dire plus du tiers des matériaux solides. Ce chiffre de 0gr,3370 se décompose ainsi : chlorure de calcium, 0gr,0250; bicarbonate de chaux, 0gr,3000; sulfate de chaux, 0gr,0120.

Telles sont, quant à la présence des sels de chaux, les sources de Nauheim. Ne sont-ce point là des eaux calciques? Cette minéralisation particulière justifie parfaitement une division pour elles, et, parmi les eaux chlorurées sodiques, elles doivent incontestablement tenir une place à part.

Dans les six sources exploitées à Nauheim, le rapport entre la quantité de ces sels terreux et la quantité des matériaux solides, retrouvés à l'analyse, est très-élevé; il est d'autant plus considérable, d'une manière absolue, qu'en raison de la présence du chlorure de sodium, le chiffre des matériaux solides est toujours considérable. Du reste, on peut en juger :

Dans l'une, l'*Alkalischer Sauerling*, les sels de chaux forment le tiers des matières fixes.

Dans le *Kurbrunnen*, le *Salzbrunnen* et le *Grosser Sprudel*, ils constituent le sixième du poids des matériaux solides.

Dans le *Friedrich-Wilhelm* et le *Kleiner Sprudel*,

ils forment la septième partie de ces matériaux. Et encore je ferai remarquer, ce qui vient à l'appui de mon observation dernière, que si la proportion des sels terreux paraît ici moins considérable, c'est que, dans ces deux sources, le *Friedrich-Wilhelm* et le *Kleiner Sprudel*, la quantité du chlorure de sodium est élevée comparativement au total des matières fixes. Ainsi, je rappelle que sur 40gr,3658 de matières fixes, extraits d'un litre d'eau du *Friedrich-Wilhelm*, on trouve 35gr,1000 de chlorure de sodium. Dans la *Kleiner Sprudel*, sur 26gr,6263 de matières fixes. il y a 22gr,4000 de chlorure de sodium. L'énorme proportion des sels de chaux dans les eaux de Nauheim justifie donc parfaitement la qualification d'eaux calciques qu'on leur a déjà imposée.

Si nous mettons en regard de ces proportions de produits calciques trouvées à Nauheim, la quantité de ces sels, rencontrée dans la source de Salins, nous trouvons une différence très-considérable. Sur 26 grammes de matériaux solides que renferment 1000 grammes d'eau de la source, il n'y a que 1gr,41666 de sels de chaux. Ce chiffre se décompose ainsi : traces de carbonate de chaux et 1gr,41666 de sulfate de chaux. Ici, les sels calciques ne forment pas les 18 centièmes des matériaux solides. Quelle différence! Tandis que, dans les eaux de Nauheim, les sels terreux constituent le tiers, le sixième, le septième des matières fixes, ils ne forment que la quarante-sixième partie de ces matières dans les eaux de Salins! On ne peut vraiment négliger des résultats qui sont aussi dissemblables.

A Kreuznach, il en est de même, et ce que j'ai dit à propos de Nauheim, je pourrais le répéter pour les eaux de la Prusse rhénane.

L'*Elisenquelle*, sur 11gr,8386627 de matières fixes par

8

litre, renferme 1gr,7333990 de chlorure de calcium, plus d'un sixième.

La *Theodorshalle*, sur 8gr,9139776 de matériaux solides, contient 1gr,8578040 de sels de chaux, proportion qui se décompose ainsi : chlorure de calcium, 1gr,6274968 ; carbonate de chaux, 0gr,2303172 ; en tout, plus d'un quart des matières fixes.

Le *Münsterbrunnen* renferme sur 8gr,46394 de matières fixes, 1gr,37003 de sels de chaux, quantité qui se décompose ainsi : chlorure de calcium, 1gr,19462 ; carbonate de chaux, 0gr,17541 ; plus d'un sixième des matières fixes.

Sous le rapport de la présence de la chaux, les eaux de Kreuznach ne le cèdent point aux eaux de Nauheim, et l'avantage que je reconnais à ce point de vue aux eaux de Salins sur celles-ci, existe naturellement encore quand on compare notre source aux eaux de Kreuznach.

Maintenant, une fois prouvées ces différences par l'analyse chimique, par l'analyse rationnelle, la seule qui soit désormais possible dès qu'il s'agit des rapports de la médecine avec les sciences physiques, il faut poursuivre encore et, à l'aide des notions acquises sur l'action de la chaux et des sels dont elle est la base sur l'économie ou plutôt sur divers états morbides, envisager la part d'influence que peuvent avoir des eaux bromo-chlorurées sodiques qui, les unes renferment une telle quantité de sels de chaux, comme Nauheim et Kreuznach, les autres, celles de Salins, n'en contiennent qu'une quantité que l'on peut presque négliger, tant elle est faible, pas même les 18 centièmes des matériaux solides pour un litre d'eau.

CHAPITRE CINQUIÈME.

Ici, j'aurai à envisager l'action thérapeutique des eaux de Salins.

Mais, que ne saurait-on faire pour que leur action bienfaisante s'étende plus loin ?

Quel immense avantage de voir la maladie prévenue par leur salutaire influence!

C'est, qu'en effet, elles modifient puissamment les conditions au milieu desquelles évoluent les maladies constitutionnelles et leur action reconstituante sur les tempéraments qui demeurent au-dessous du type régulier et normal est considérable.

Du mode d'emploi des eaux résultent des actions différentes, les unes hygiéniques, les autres thérapeutiques. Et dans cette dernière classe d'actions, que de divisions encore à établir, suivant les maladies, les affections, les variétés des unes et des autres! Dans ce chapitre, il s'agit d'hygiène et de prophylaxie. Il semble que ces deux mots sollicitent double emploi des choses, en ce sens que tout agent de l'hygiène doive être prophylactique, c'est-à-dire propre à conserver la santé et à prévenir la maladie.

Sans doute, mais ici, il s'agit d'envisager plus spécialement et d'une manière particulière les effets des eaux de Salins. A ces points de vue et précisément parce qu'elles constituent un remède important, elles ne peuvent être prises indifféremment.

En *hygiène*, elles servent *à redresser un tempérament*, à lui ôter un excès de prédominence qui ne peut que nuire dans l'avenir, elles *fortifient la constitution*, elles peuvent *modifier diverses idiosyncrasies. Prophylactiques*, elles *conjurent*, dans bien des cas, l'*imminence morbide*, et, comme je l'ai dit en plusieurs circonstances, l'imminence morbide fût-elle arrivée à son summum et devenue maladie, ces eaux peuvent encore avoir une action heureuse sur les formes de la maladie, laisser où ramener celle-ci à une forme bénigne, compatible avec les habitudes de la vie et les occupations de chaque jour.

Je divise ce chapitre en trois paragraphes :

1° De l'usage des eaux de Salins sous le rapport de l'hygiène proprement dite;

2° De l'usage des eaux de Salins sous le rapport de la prophylaxie;

3° De l'usage des eaux de Salins en thérapeutique proprement dite.

Ce chapitre constitue une véritable étude d'art médical.

Paragraphe 1er. — De l'usage des eaux de Salins sous le rapport de l'hygiène proprement dite.

Des tempéraments. — La prédominance d'un tempérament est une cause occasionnelle de maladie, et, sous ce rapport, il n'y a rien qui soit plus important que de combattre dès l'enfance cette fâcheuse disposition qui a de l'influence sur toute la vie, non pas seulement au point de vue physique, mais aussi sous le rapport moral et intellectuel.

Il y a trois tempéraments : le tempérament *sanguin*, le tempérament *nerveux* et le tempérament *lymphatique*. Il y a bien encore des tempéraments mixtes ou composés, ainsi l'association à divers degrés des tempéraments sanguins et nerveux, lymphatiques et sanguins, lymphatiques et nerveux, mais ce n'est pas précisément de cela qu'il s'agit. Les considérations à émettre sur les types en matière d'hygiène, suffisent pour exprimer la mesure que l'on doit apporter en tous les moyens qui peuvent modifier l'un ou l'autre de ces tempéraments quand il y a, je ne dirai pas mélange, car de ce mariage ne résulte pas un parfait accord, mais association, et association où les deux membres sont presque toujours loin de vivre en bonne intelligence.

Je ne parle pas du tempérament sanguin et du tempérament nerveux. Tous les deux, primitifs, non acquis, ne réclament pas en général, le tempérament sanguin surtout, des soins analogues à ceux que l'on trouve à Salins. Toutefois, plus tard, à la maturité de l'âge, même plus loin encore et dans certaines circonstances données, les tempéraments sanguins et nerveux ont souvent perdu leurs caractères principaux ; au contact du monde, sous l'influence des travaux, du genre de vie, etc., ils se sont en quelque sorte usés comme tant de choses, comme les choses humaines, et pour soutenir la santé chancelante, il est parfois nécessaire de ramener ces tempéraments, le sanguin surtout, sinon à l'intégrité parfaite de leur type primitif, du moins à un degré qui soit plus en harmonie avec la marche régulière et normale des maladies qui en sont nées.

Je reviendrai plus tard sur ces considérations très-intéressantes. Pour l'instant, je ne veux parler que du tempérament lymphatique. Au point de vue de l'histologie et de la physiologie, l'on peut dire que ce tempérament est tout à fait l'opposé du tempérament sanguin. Celui-ci exclut le premier.

Quand il s'agit d'études sur les tempéraments, il y a un écueil à éviter, écueil où il est bien facile de tomber, je veux dire qu'il faut prendre garde de confondre les attributs du tempérament lymphatique avec certains phénomènes morbides. Pour ce tempérament plus que pour tout autre, il est difficile d'assigner une limite à son summum de développement. On est alors bien près de la maladie.

Les intéressantes recherches sur le sang fournissent bien quelques données sur ces limites entre la santé et l'état de la maladie, les tempéraments étant différents d'ailleurs. Mais ces données sont encore incomplètes, car elles ne portent que sur la composition du sang et non point sur des éléments certainement très-intéressants à étudier et qui doivent jouer un rôle dans l'influence que le fluide nourricier exerce sur les fonctions organiques, ainsi sa température, son électricité, etc. Il résulte des analyses de MM. Andral et Gavarret que les quantités des globules et de la matière colorante du sang expriment les degrés et le summum de la vigueur. Ces savants professeurs ont admis que le chiffre des globules et naturellement de la matière colorante du sang (*celle-ci tient étroitement à la présence des globules et elle est un de leurs attributs*), dans l'état de santé, oscille entre 0,127 et 0,140 pour 1000. Ce chiffre 140 serait donc l'expression la plus élevée du tempérament sanguin. Or, comme ces chiffres affirment la force, la vigueur, la santé, il s'ensuivrait comme conséquence, que le tempérament lymphatique, l'opposé du tempérament sanguin, dût être à son tour l'emblème de la maladie.

Dans ces termes, qui seraient la négation du tempérament, puisqu'ils confondraient celui-ci avec la maladie, ce qui est trop absolu masque la vérité.

Mais, je tiens à le dire bien haut, l'appréciation du tempérament lymphatique appartient tout entière au tact médical et ce n'est point une donnée scientifique exacte qui en fournit la preuve. Entre ces chiffres 0,127 et 0,140, qui expriment le nombre des globules et de matière colorante le plus utile et le plus prospère dans l'état du sang et les chiffres 0,100, 0,090, 0,080 et même moins qui, en représentant le nombre de globules et de matière colorante, sont la signification de l'anémie, il y a sans doute un chiffre moyen qui peut appartenir à ce tempérament où la limphe domine, sans que les conditions de la santé soient encore rompues, sans qu'il y ait maladie.

Je dirai qu'en général le tempérament est l'expression phénoménale de la prédisposition spéciale à chacun pour telle ou telle autre maladie. Ce germe morbide n'attend pour éclore qu'une cause occasionnelle, au contact du monde extérieur.

La notion des attributs du tempérament lymphatique a passé de la médecine aux gens du monde et chacun la connaît, beaucoup se l'appliquent *in petto*, sans l'avouer bien entendu, quelquefois même sans se l'avouer.

C'est encore ici, et pour des raisons majeures, qu'il faut éviter l'écueil de donner comme caractères physiques de ce tempérament quelques-uns de ceux qui appartiennent à telle ou telle autre maladie, la chloro-anémie, la scrophule, etc. Qu'on le sache bien : on peut être lymphatique, c'est-à-dire avoir le système des vaisseaux blancs très-développé, au détriment du système vasculaire sanguin, sans être jamais scrophuleux. Sans doute, la chose est rare, mais la rareté de ce fait tient à la multitude des causes occasionnelles qui entraînent pour ainsi dire le tempérament sur la voie de la maladie et qui sont pour celle-ci l'étincelle en quelque sorte, qui la fait évoluer.

Puis il y a un autre écueil à éviter, c'est de faire sous le nom de *lymphatisme* le tempérament lymphatique synonyme d'une maladie. Ce mot, créé pour l'usage de ceux qui, oubliant la signification traditionnelle des maladies, ont imaginé la conception fantaisiste des états morbides, outre qu'il est bâtard et qu'il ne relève d'aucune origine légitime en pathologie, ne pourrait signifier autre chose que la manière d'être de l'individu à tempérament lymphatique. Or, s'il représente l'allure d'un sujet et s'il doit être comme l'attribut de celui-ci, il est *réel* et *non pas nominal*. Il n'est point une entité comme une maladie qui évidemment existe en tant que maladie, sans être forcément l'attribut de la matière.

Si j'ai insisté un instant sur cette mauvaise dénomination, c'est qu'on lui a donné cours dans la science depuis quelque temps, au mépris de la tradition et du sens commun. S'appuyant sur les données seules de la relation des sens, on a donné sans raison à un attribut de la matière le rang d'une maladie. Comme je l'ai dit, le lymphatisme pris dans ce sens, se range à côté des états morbides, toutes choses de même valeur philosophique et médicale.

Dans l'état actuel de la science, l'état du sang est l'origine la plus nette, la plus tranchée des tempéraments sanguins et lymphatiques. Il donne son nom au premier.

Celui-ci se caractérise par les signes suivants : je les emprunte au *Traité de physiologie pathologique* de Bégin, t. I, p. 66 : « 1° Activité très-grande de l'hématose ; 2° Développement et énergie considérable du poumon et du cœur ; 3° Abondance et richesse des réseaux capillaires rouges dans toutes les parties du corps ; 4° Disposition remarquable aux inflammations ainsi qu'aux hémorrhagies et facilité à réparer les pertes sanguines ; 5° Mobilité et impressionnabilité du système sanguin. »

Depuis 1828, époque à laquelle ces lignes ont été écrites, on a pu définir autrement, on a pu traduire les mêmes idées sans un reflet aussi accusé de l'école physiologique, toute puissante alors, mais on n'a rien dit qui soit plus complet. Il faut ajouter que les saillies musculaires et la coloration du teint sont des signes qui accompagnent ordinairement ces conditions du tempérament sanguin. Cependant, cette dernière manière d'être, la coloration du teint, n'est pas indispensable. L'on voit des sujets pâles, qui sont cependant sanguins. Ici, les particularités du tempérament sont en quelque sorte concentrées à l'intérieur.

Le tempérament lymphatique, fait très-remarquable, ne se traduit point extérieurement par le développement des vaisseaux blancs et l'accumulation de la lymphe. L'on ne peut voir ces états organiques : ils sont la conséquence de conditions opposées aux conditions du tempérament sanguin, et la chose est si rigoureusement vraie, que l'on pourrait conclure que le tempérament sanguin est l'état normal, les deux autres tempéraments étant des voies plus ouvertes et à pentes plus rapides, si l'on veut me permettre cette image, vers la maladie.

Le tempérament lymphatique se caractérise par les signes suivants : 1° Moindre activité de l'hématose ; 2° Le développement du cœur et des vaisseaux sanguins n'est point toujours en rapport avec la stature et la force apparente des sujets ; 3° Décoloration habituelle et toujours chaleur sensible moins considérable au tégument externe ; 4° Disposition à une production remarquable par sa quantité de mucus, de sérum, de lymphe ; 5° Tissu cellulaire abondant, remplissant les interstices musculaires ; aussi les sujets lymphatiques sont-ils remarquables par la rondeur des formes et par l'absence des saillies musculaires ; 6° Langueur dans les fonctions organiques ; 7° Lenteur dans les mouvements (1), fort sensible chez les enfants et en particulier chez les filles à l'âge de la puberté ; 8° L'intelligence, sans offrir précisément un niveau inférieur, n'est cependant pas tout à fait ce qu'elle devrait être : les sensations, sans être anéanties ni même émoussées à un degré qui serait l'état de maladie, n'ont pas toujours cette exquise perfection que l'on retrouve ailleurs, et par suite, les perceptions sont plus lentes, non pas incomplètes et notamment tronquées, mais acquises

(1) On ne peut admettre avec Bégin que cette lenteur des mouvements soit liée à une altération musculaire toute spéciale qui serait le résultat d'une moindre quantité de fibrine ou d'une fibrine détériorée. Des éléments du sang, la fibrine est celui qui a été trouvé le plus fixe. Les professeurs Andral et Gavarret ont trouvé qu'elle n'augmentait pas dans la pléthore, qu'elle ne baissait pas non plus dans l'anémie. Quand elle dépasse son chiffre 3, M. Andral regarde ce fait comme une disposition à l'inflammation dans l'organisme.

avec effort ou plus longuement; de là, moins d'aptitude aux travaux de l'esprit.

Ce tempérament nous paraît être la résultante d'une composition du sang qui n'est pas celle du type normal. Rien de plus immédiatement nécessaire que de donner tous ses soins à cette disposition organique, qui, dès qu'elle rencontrera une cause occasionnelle suffisante, entraînera les maladies déjà existantes, s'il y en a chez le sujet, en une voie qu'elles auraient pu ne pas suivre, ou bien déterminera le développement de quelque maladie constitutionnelle nouvelle, comme la scrophule, le rachitisme. On le dit vulgairement : on tombe du côté où l'on penche. Cependant, il ne faudrait pas prendre la chose en un sens trop absolu.

J'ai dit plus haut que, souvent à la maturité de l'âge et plus loin encore, l'on voit les tempéraments sanguin et nerveux perdre leurs caractères principaux, se détériorer en quelque sorte, et le sanguin paraître se modifier au point de voir les maladies nées cependant sous les auspices de cette richesse du sang qui est l'apanage du tempérament sanguin, prendre l'allure et les caractères des maladies qui dérivent plutôt du tempérament lymphatique. C'est un point de pratique médicale très-utile et très-intéressant à observer. Preuve bien précieuse, pour le clinicien, que l'*entité morbide est une*, et que les différences qu'elle présente lui constitue des *formes* qui, le plus souvent, dépendent des conditions dans lesquelles s'est développée et a évolué la maladie chronique. Combien cela est vrai pour le rhumatisme et pour la goutte !

Ainsi, du fait de certaines circonstances extérieures, qui le plus souvent, dépendent du genre de vie et du régime, les maladies nées sous l'influence d'un tempérament autre que le lymphatique peuvent revêtir ce caractère général, offrir ces phénomènes qui découlent plus spécialement du tempérament lymphatique. La syphilis ne s'aggrave-t-elle pas quelquefois beaucoup du fait de ces circonstances ? ne sont-ce pas celles-ci qui entraînent souvent la cachexie syphilitique ? Toutes ces considérations montrent la nécessité du traitement hygiénique.

J'ai parlé en termes très-brefs des tempéraments composés et ce que j'en ai dit m'a paru suffisant, car il ne s'agit point ici d'une étude sur les tempéraments, mais des conditions où les tempéraments réclament des soins, en particulier l'action fortifiante des eaux de Salins.

A ce point de vue, j'ai quelques mots à ajouter :

Les tempéraments mixtes ou composés sont très-communs, ainsi le *lymphatique sanguin*, le *lymphatique nerveux.* En général, un de ces tempéraments semble chercher à opprimer l'autre. C'est au médecin qu'il appartient de juger ce qu'il y a de plus utile et de plus opportun à faire, et les médications sont naturellement subordonnées à la situation de chaque sujet. Toutefois, pour le tempérament lymphatique sanguin, il y a généralement lieu de favoriser la suprématie de l'élément vasculaire sanguin.

Le tempérament lymphatique nerveux demande quelques mots d'explication. D'abord, on peut dire qu'il est si commun chez les femmes, qu'il leur est presque exclusif. Les deux tempéraments ont des règnes différents, suivant l'âge. Dans le bas âge et dans l'adolescence, le tempérament lymphatique domine seul généralement. Plus tard, quand les fonctions génésiques existent et surtout si elles sont surexcitées, le tempérament nerveux domine. Il faut souvent compter avec lui chez beaucoup de femmes atteintes d'affections utérines dont la base est fréquemment le tempérament lymphatique, ou à la suite d'une couche ou à l'époque de la ménopause. Cependant, il y a chez la plupart des femmes une remarque bien intéressante à faire, c'est que le tempérament nerveu. , dans ces circonstances, même arrivé à son summum, tend à s'amender à mesure que le tempérament lymphatique, sous l'influence d'une hygiène spéciale, est moins prononcé. Il est incontestable que le tempérament nerveux domine généralement d'autant plus que le sang est moins riche et que le tempérament qui lui est uni s'éloigne davantage du tempérament sanguin. Dans ces conditions, les eaux fortifiantes et reconstituantes de Salins peuvent rendre de grands services, et l'on peut en user sans craindre une surexcitation particulière et durable du système nerveux.

Je me résume en disant que le tempérament lymphatique, soit qu'il demeure isolé, soit qu'il coexiste avec un autre tempérament, réclame très-impérieusement les soins de l'hygiène.

Après avoir dit quelques mots de l'*idiosyncrasie*, de la *constitution* et de la *prophylaxie*, j'examinerai comment les eaux de Salins remplissent le but que la tradition et la clinique leur assignent.

De l'idiosyncrasie. — Il faut prendre garde de la confondre avec le tempérament. Celui-ci, comme le dit très-bien M. Michel Lévy (*Traité d'hygiène*, tome Ier, p. 88), « relève de ce qu'il y a de plus général dans l'économie, à savoir, de l'un des trois systèmes organiques dont les traces se retrouvent dans tous les tissus, ou bien encore du sang et de l'innervation, tandis que l'idiosyncrasie exprime les effets particuliers du fluide nutritif et du fluide incitateur sur tel ou tel organe, la supériorité relative de développement et d'activité qui en résultent pour lui. » C'était le sentiment de Bégin, qui faisait consister les idiosyncrasies dans la prédominance d'un organe, d'un viscère ou d'un appareil tout entier. L'étude du malade donne la notion des idiosyncrasies qui lui sont propres. La prédominance d'action d'un organe ou d'un appareil, que celle-ci soit congéniale ou acquise, est cause occasionnelle de maladie. Cet organe ou cet appareil sont les points vulnérables de l'individu, ceux dont il est le plus disposé à souffrir.

Le tempérament et la maladie jouent bien un rôle dans la détermination de l'idiosyncrasie.

Le *tempérament*, parce qu'il désigne en quelque sorte la classe d'organes qui sera atteinte : ici ce sera un organe plus spécialement sous la dépendance du système vasculaire sanguin, là ce sera un organe sur lequel l'éréthisme nerveux a plus de prise ; ailleurs ce seront les parties dans lesquelles se répand, plus développé qu'il ne doit l'être à l'état normal, le réseau des vaisseaux blancs.

La *maladie*, quand, du fait de sa nature pathologique, sa lésion se fixe sur un tissu ou sur un organe. A la moindre cause occasionnelle, le tempérament approprié aidant, ce tissu ou cet organe sont le siége de douleurs et la lésion finit alors par devenir chronique, elle persiste.

L'on voit que dans les deux cas, l'hygiène doit intervenir, et, en effet, son intervention peut être très-utile. Prenons deux exemples :

Voilà un enfant à tempérament lymphatique : son

ventre grossit un peu, se ballonne : ses digestions, stomacale et intestinale, sont troublées, souvent mauvaises, il maigrit. Cet enfant, déjà au-dessous du type normal de la santé, est sous l'imminence morbide ; l'on craint pour lui, et avec raison, l'engorgement tuberculeux des ganglions mésentériques, le tabes mesenterica, le carreau. Que faire ? redresser par l'hygiène le tempérament lymphatique, ne pas lui laisser le temps de devenir maladie. L'enfant guérit, la tuberculisation des ganglions du ventre ne se fait pas, du moins à cette heure. Toutefois, chez cet enfant, le tube digestif va rester, sinon toujours, du moins pendant bien longtemps, la partie faible et l'organe à ménager, sous peine de rechute peut-être, ou au moins d'irritation permanente. Puis, comme le carreau n'est pas toujours une affection isolée, l'on ne pourra mieux faire que de continuer les soins de l'hygiène, essayer sans cesse de mettre un frein aux envahissements du tempérament lymphatique. Il faudra faire plus, il faudra soumettre aux mêmes soins, aux mêmes précautions, les frères et les sœurs. Que d'existences épargnées, si l'on comprenait la haute valeur de l'hygiène de la famille !

Voyons un second exemple : Voilà un rhumatisant. Il est doué du tempérament lymphatique sanguin. Pendant la première partie de sa vie, le tempérament sanguin a pu dominer, surtout depuis l'âge de vingt ans à peu près ; mais à quarante, quarante-cinq, le tempérament lymphatique gagne du terrain. Le rhumatisme, qui parcourait ses périodes sur un *fond*, qu'on me permette cette expression, *solide et résistant* et qui, beaucoup pour ce motif, avait certaines allures d'acuité et était généralement sthénique, ne trouve plus le même fond : pour telle cause ou pour telle autre, le sang n'a plus sa richesse normale et le tempérament lymphatique prend le dessus. On ne saurait ici agir trop vite et trop sûrement. Il y a souvent danger à laisser les maladies dévier de leur voie naturelle ; certaines d'entre elles arrivent à une cachexie d'où il est parfois difficile de les sortir. Pour le rhumatisme et pour la goutte, j'aurai à le dire plus loin, une espèce de saturation alcaline qui résulte de l'abus de certains médicaments et de certaines eaux, est une cause fréquente de l'abaissement de niveau du tempérament sanguin, de l'accroissement proportionnel du tempérament lymphatique et de cachexie rhumatismale ou goutteuse.

Les reconstituants généraux, et en particulier les eaux chlorurées sodiques, corrigent avantageusement ces erreurs ou ces excès de médication alcaline. Comme cause de débilité et de transformation du tempérament sanguin en tempérament lymphatique, il faut joindre les travaux exagérés, les préoccupations, etc.; enfin une série de causes déprimantes.

Aux eaux minérales, on ne saurait trop examiner son malade, connaître minutieusement l'histoire de ses douleurs. La médecine des maladies chroniques exige l'appréciation rigoureusement établie du tempérament et de l'idiosyncrasie de chaque malade. Et ce n'est pas seulement de traitement thérapeutique qu'il s'agit, mais aussi de traitement purement hygiénique.

Ce traitement hygiénique est à faire entrer dans les mœurs : *il n'y existe pas*. On n'a pas assez compris qu'en soignant de cette manière l'individu, on soigne en même temps *la famille et l'espèce*. Mais je ne veux pas entrer ici dans des considérations qui m'entraîneraient très loin que je me réserve de présenter ailleurs.

De la Constitution. — Royer-Collard a dit: « Tout homme est doué primitivement et originellement d'une constitution propre, distincte du tempérament proprement dit, et à l'étude de laquelle se rattache essentiellement celle de l'hérédité dans la santé et dans les maladies. La constitution peut être modifiée par le régime, mais non détruite. En un mot, la constitution est le fond de la nature individuelle; le tempérament en est la forme plus ou moins durable. » (*Mémoires de l'Académie de médecine*, 1843, t. X, p. 168.)

La constitution, c'est-à-dire la forme organique, appartient aux individus. Elle résume en elle la puissance musculaire, la régularité des fonctions, la résistance aux causes occasionnelles des maladies. Michel Lévy dit avec beaucoup de raison: « L'idiosyncrasie compare entre eux les organes; le tempérament, les systèmes généraux; la constitution, les individus. » (*Traité d'hygiène*, t. 1, p. 232.)

La constitution s'affirme de deux manières, par la *force* ou par la *faiblesse*.

La faiblesse est la seule manière d'être qui doive nous occuper. Elle est congéniale. Elle est en rapport direct avec le tempérament qui l'impose en quelque sorte, surtout si l'hygiène ne vient point corriger des conditions mauvaises. La quantité des globules du sang donne la mesure de l'énergie vitale, et, par suite, de la force ou de la faiblesse de la constitution. « On sait, du reste, dit Andral, que ce sont les globules qui, par l'élévation ou l'abaissement de leur chiffre, marquent dans le sang la faiblesse ou la force de la constitution. » (*Essai d'hématologie pathologique.* — Paris, 1843, p. 183). Il s'ensuit que la composition du sang donne évidemment la mesure de ces deux qualités essentielles de la constitution, la force ou la faiblesse. A un chiffre de globules au-dessous de 0,127, correspond la faiblesse de la constitution. Le système musculaire est peu développé et ne répond pas, par sa puissance, à la stature qui est quelquefois élevée, les muscles sont mous, les mouvements sont lents, il y a de l'apathie physique, il y a souvent de l'apathie morale.

Heureux les enfants à tempérament lymphatique qui, dès leur bas âge, reçoivent le bénéfice d'une bonne hygiène, et pour qui l'on évite ce triste et douloureux dénouement, voir la constitution offrir les caractères d'une précoce décrépitude, ce qui arrive bien vite, à mesure que les années viennent et que les causes occasionnelles de maladies pèsent de tout leur poids sur une constitution déjà délabrée!

Paragraphe 2e. — DE L'USAGE DES EAUX DE SALINS SOUS LE RAPPORT DE LA PROPHYLAXIE.

Comme son étymologie l'indique (1), la prophylaxie est cette partie de la médecine qui a pour objet de préserver des maladies. En ce sens, il semblerait que prophylaxie dût être un nom générique sous lequel l'hygiène (2) tout entière fût comprise. Celle-ci consiste, on le sait, dans l'application des règles à suivre pour conserver la santé, pour entretenir l'état normal dans les fonctions organiques, aux divers âges et dans les diverses conditions de la vie.

La prophylaxie serait le but à atteindre, et l'hygiène

---

(1) Prophylaxie vient de προφυλάσσειν, garantir.

(2) Hygiène vient de ὑγιεινός, sain.

renfermerait les moyens pour arriver à ce but. Aussi, la prophylaxie est-elle étroitement liée à l'étude sur les tempéraments, sur les idiosyncrasies, sur les constitutions. On comprend du reste que, pour se garantir des maladies, il faille reconnaître celles que l'on a le plus à redouter, ce qu'enseigne une notion aussi exacte que possible sur le tempérament et sur l'idiosyncrasie. Je ne veux pas revenir sur les considérations qui précèdent. Seulement, je veux dire, à propos des eaux de Salins, que la médication bromo-chlorurée sodique est un des meilleurs prophylactiques quand, sous l'influence du tempérament lymphatique et de la faiblesse de la constitution, quelle que soit l'idiosyncrasie, il y a imminence morbide, c'est-à-dire, quand l'affection que l'on peut légitimement redouter est sur le point d'évoluer.

Pour ma part, je crois qu'il faut entendre prophylaxie dans un sens plus large et qu'il faut rigoureusement faire entrer cette partie de la médecine dans le traitement thérapeutique. Je veux dire qu'il y a dans certains cas, à propos de diverses conditions morbides données, un véritable traitement prophylactique à faire pendant la durée du traitement appelé thérapeutique. Autrement dit, ce traitement prophylactique, s'il n'a pas la prétention d'être curatif, peut revendiquer au moins la faveur d'avoir notablement modifié la maladie, de l'avoir améliorée.

Les maladies constitutionnelles sont généralement chroniques et l'on est disposé à leur reconnaître plusieurs formes, habituellement trois : une forme bénigne, une forme commune et une forme grave. Sous l'influence de causes déprimantes, avec un tempérament lymphatique prédominant, il est assez commun de voir telle maladie constitutionnelle qui avait débuté par la forme bénigne prendre les caractères de la forme commune ou de la forme grave. C'est surtout fréquent dans le jeune âge. Il faut ramener autant que possible cette maladie à la forme bénigne et faire la prophylaxie des formes plus graves. Cet amendement de la maladie est déjà un traitement très-efficace, car la forme bénigne ne compromet pas l'existence, elle est compatible avec les habitudes de la vie. S'il n'est pas la guérison, il en est le chemin. J'ai plusieurs fois, en diverses circonstances, appelé l'attention sur ce traitement prophylactique, très-important dans l'enfance et dans l'adolescence, alors que les idiosyncrasies ne sont pas encore complètes, et que la constitution, faible et débile, peut encore être ramenée à un niveau plus élevé Les eaux de Salins, par leur action éminemment reconstituante, sont appelées à rendre ces services. Tout dépend de leur mode d'emploi et du choix du moment où l'on en fait usage.

Paragraphe 3e. — DE L'USAGE DES EAUX DE SALINS, EN THÉRAPEUTIQE PROPREMENT DITE.

J'ai insisté sur les vertus essentielles des eaux de Salins, et j'ai démontré leur valeur considérable quand il s'agit de modifier un tempérament, surtout chez les enfants, et de le ramener à son type normal.

Le *tempérament lymphatique* trouve en effet dans l'emploi de ces eaux un modificateur plus puissant que tous les autres et, dans les cas où l'exagération de ce tempérament a trouvé dans des causes occasionnelles favorables les conditions propres à faire évoluer la *scrophule*, celle-ci, terrible maladie, soit que ses affections se portent sur les parties molles ou sur le système osseux, est très-heureusement influencée par les eaux bromo-chlorurées sodiques de Salins, ainsi dans les *adénites simples* ou *tuberculeuses*, *ulcérées* ou *non ulcérées*, dans les *abcès froids*, *l'ophthalmie* dite *scrophuleuse* et les *tumeurs blanches* le *mal de pott*, etc.

Je l'ai dit à plusieurs reprises, l'emploi des eaux de Salins contre ces affections constituait, avant l'ouverture des bains, avant 1858, une tradition populaire répandue depuis très-longtemps dans les départements voisins. Mais, depuis cette époque, la clinique a précisé les faits nombreux de guérison et la tradition, de populaire qu'elle était d'abord, est devenue scientifique.

L'action reconstituante est nécessaire à obtenir dans un certain nombre de maladies : tout spécialement, quand l'anémie, se traduisant par l'absence ou par l'amoindrissement des forces musculaires et tout le cortége des phénomènes nerveux qui accompagnent cet état, par la pâleur du visage, par un changement insolite dans la marche d'une maladie constitutionnelle, souvent sthénique du fait de sa nature, vient se montrer comme complication.

Je l'ai déjà dit : on ne vient pas demander au médicament reconstituant la guérison de la maladie, mais son heureuse intervention pour ramener cette maladie dans ses voies naturelles, pour la détourner d'une marche qui, normalement, ne doit pas être la sienne, marche alors souvent grave et qui a une tendance très-marquée vers la cachexie.

Je vais étudier cette action thérapeutique reconstituante des eaux de Salins dans le *Rhumatisme ané-*

mique, la *Goutte atonique*, le *Scorbut*, la *Cachexie syphilitique*, la *Cachexie paludéenne*, le *Diabète*, l'*Anémie* et la *Chloro anémie*, l'*Impuissance* et la *Stérilité*, les *Engorgements chroniques de la matrice*, la *Leucorrhée*, la *Convalescence lente*, *pénible*, *de plusieurs maladies aiguës*

1° Dans le *Rhumatisme anémique*. — M. Vidal a tracé le tableau suivant du rhumatisant, tel qu'il se présente souvent aux eaux d'Aix, en Savoie. « Tout rhumatisant a le teint pâle, le regard peu animé ; il craint le froid ; sa peau est flasque et souvent couverte d'une sueur visqueuse, froide et d'odeur fade ; il est sujet à des pesanteurs de tête, des étourdissements, des vertiges, des palpitations, de l'oppression ; il est peu disposé au travail, intellectuel surtout ; l'auscultation fournit souvent le bruit anémique ; il s'enrhume facilement ; la langue est souvent saburrale ; il a des flatuosités, de la constipation, de la lassitude le matin comme le soir ; il est habituellement altéré. Ce rhumatisant, quoique faible et sans vigueur ni courage, est rarement alité, et ne se passe d'aucune des jouissances ordinaires de la vie, dont il ne jouit cependant guère. S'il voit quelquefois cet état s'améliorer, c'est, en général, après quelque secousse, ou morale ou physique, imprimée à l'économie. » (Vidal, *Essai sur les eaux minérales d'Aix en Savoie*, 1851, p. 52.)

Ce tableau est vrai et fort ressemblant, en ce qu'il est ; mais, comme bien des tableaux, il reproduit *un* rhumatisant plutôt que *le* rhumatisant. Cependant, à part cela, c'est une image assez fidèle d'une forme de rhumatisme, image qui rappelle deux faits importants, deux faits qui constituent des indications thérapeutiques, l'état asthénique de la peau et l'anémie. L'on arrive à cet état d'appauvrissement du sang par des chemins différents.

Tantôt le rhumatisme débute d'emblée sous cette forme et il s'y joint alors en même temps un état névropathique plus ou moins prononcé. Dans ce cas, le rhumatisme reçoit les influences des tempéraments lymphatique et lymphatique-nerveux.

Tantôt, cette forme du rhumatisme n'est pas primitive, elle succède à un rhumatisme aigu à son origine. Elle peut ici être la conséquence, ou de la maladie ou quelquefois peut-être d'un traitement, dont les pertes de sang ont été la base, traitement qui, dans l'espèce, n'a point été convenablement en rapport avec le génie particulier, présent de la maladie. On n'a pas suffisamment tenu compte du tempérament et de la constitution du sujet. On n'a pas suffisamment tenu compte du tempérament et de la constitution du sujet. On a quelquefois alors changé pour toujours la forme de la maladie, et d'un rhumatisme, sthénique à son début et marquant d'ailleurs, par le fait même de son développement, un certain niveau remarquable dans la richesse du sang, on a fait un rhumatisme dont la conséquence prématurée serait la cachexie si on ne réparait pas le mal causé par une médication utile et bonne en soi, mais trop maintenue, et, par cette raison, excessive. Ces faits, plus rares aujourd'hui ont été assez communs.

Tantôt, le rhumatisme chronique à son début, mais sthénique ou au moins subaigu, a été traité sans méthode Le médecin n'a pas été consulté sur l'opportunité répétée des alcalins, que l'on a pris par routine, et l'on est arrivé peu à peu à cette saturation alcaline sur laquelle ont insisté si judicieusement

MM. Trousseau et Lasègue. L'un des phénomènes les plus saillants de cette espèce de cachexie, c'est l'anémie. Ici encore, le médicament, parce que son emploi a été trop prolongé et excessif, a détourné la maladie de ses voies naturelles, toujours au détriment du malade.

Dans les trois cas, les effets sont identiques. On est arrivé à l'anémie, cette complication si sérieuse, dont le moindre danger est de perpétuer le rhumatisme et de lui enlever les chances de voir ses manifestations s'éloigner, sinon s'éteindre.

Tantôt le rhumatisme, chronique au début, grave, a une tendance marquée à revêtir la forme fixe articulaire. Cette évolution est sensiblement augmentée et favorisée par le tempérament lymphatique et par certaines idiosyncrasies.

Dans toutes ces circonstances l'anémie domine, et si elle ne masque pas précisément et d'une manière complète le rhumatisme, elle le dérobe souvent à des yeux même exercés : elle l'a déguisé en quelque sorte. Il n'est pas que nécessaire, il est indispensable, dans toutes ces circonstances, de combattre l'anémie, et, je le dis avec conviction, de ramener s'il est possible le rhumatisme à une forme moins voisine de la cachexie, moins sujette, dans certains cas, à ces métastases inopinées qui souvent trompent les meilleurs soins.

M. Durand-Fardel partage ce sentiment que, dans le cas où le rhumatisme est lié à quelque état constitutionnel ou diathésique déterminé, et où, pour cette raison, l'anémie domine, il faut avoir recours aux médicaments reconstituants, à l'exclusion de tous autres. Il s'exprime ainsi : « Si l'état lymphatique se montre à un haut degré, surtout s'il existe des signes de scrophules, si le rhumatisme tend à se fixer sur une articulation, s'il existe de l'engorgement périarticulaire, alors, bien que les eaux sulfureuses puissent encore rendre des services, Barèges très-particulièrement, les eaux chlorurées sodiques seront préférées. » Un peu plus loin, il ajoute : « Du reste, nous devons reconnaître, avec Astrié, que l'association du rhumatisme avec la scrophule déterminée est assez rare (1). Il est probable que certaines tumeurs blanches ont bien une origine rhumatismale, mais une diathèse aussi profonde que la scrophule semble absorber tous les autres éléments pathologiques qui pourraient venir se confondre avec elle. Aussi leur origine fût-elle rhumatismale, ces tumeurs blanches ne sont plus, pour l'indication thérapeutique, qu'une affection scrophuleuse. » (Durand-Fardel, *Traité thérapeutique des eaux minérales*, page 452.) Comme MM. Durand-Fardel et Astrié, je ne saurais plus admettre la coexistence de deux maladies constitutionnelles chez le même individu. L'on comprend tout l'intérêt qui est attaché à un si beau sujet d'études, la coexistence de deux maladies constitutionnelles ou la substitution de l'une à l'autre. Je compte, dans un travail bientôt terminé, chercher à élucider cette question importante, tant au point de vue de la théorie que de la pratique.

Je le dis donc, pour n'y plus revenir, surtout si j'ai à parler de la tumeur blanche rhumatismale, forme grave de la maladie, que la lésion qui procède de cette maladie constitutionnelle lui appartient bien en propre, que la scrophule n'y est pour rien, pas plus que la goutte, pas plus que la dartre, pas plus que la syphilis. Ce que j'ai

---

(1) Astrié, *De la médication thermale sulfureuse, appliquée au traitement des maladies chroniques*. Thèses de Paris, 1852, p. 177.

cherché à faire en 1854, démontrer cliniquement que certaines affections, lésions des muqueuses, lésions de la peau, etc., que l'on observe chez le vieillard appartiennent à la scrophule, il faut le faire pour toutes les maladies, il faut grouper autour d'elles les affections qui en naissent comme d'un tronc et qui, du fait de leur origine, en conservent des caractères particuliers. C'est le sujet intéressant dont j'ai commencé l'étude en 1854 dans mon *Mémoire sur les affections scrophuleuses observées chez le vieillard* publié dans la *Revue médicale* de 1854, in-8°, G. Baillière. On sait toutes les lumières que M. Bazin a répandues sur ce sujet, en s'attachant à définir les lésions à la peau qui sont du domaine de la scrophule, du domaine de la syphilis, du domaine de la dartre, du domaine de l'arthritis.

Moins les résistances sont grandes à l'influence des causes perturbatrices extérieures, comme le froid, l'humidité, et ces résistances sont très-faibles chez les individus à tempérament lymphatique, plus le rhumatisme trouve un aliment facile à son développement et à sa transformation d'une forme bénigne en une forme plus grave. On ne saurait trop ménager la perspiration cutanée qui, de fait, dans le rhumatisme, paraît avoir une relation si étroite avec la perspiration qui se fait à la surface des séreuses. Dans les cas où le tempérament lymphatique est évident, où déjà il s'est manifesté quelques accès de rhumatisme, le tégument externe offre ces conditions d'infériorité dans ses fonctions.

Au point de vue du traitement spécial qui nous occupe, il ne s'agit pas seulement d'envisager la pathogénie du rhumatisme dans ses rapports avec le tempérament lymphatique, il faut encore, et les considérations qui suivent en découlent pour ainsi dire, il faut aussi envisager la maladie au point de vue de ses formes, je voudrais dire au point de vue du pronostic, car celui-ci n'est que le corollaire de l'allure et de la marche de la maladie, allure et marche qui constituent sa forme, sa variété.

La forme bénigne. — Le rhumatisme est articulaire ou musculaire. Cette forme, soit dit en passant, affecte toujours le type chronique ; c'est en quelque sorte sa condition d'existence. Elle passe souvent inaperçue, parce que les auteurs n'envisagent point assez la maladie en elle-même, parce qu'ils considèrent davantage la matière atteinte de rhumatisme comme si celui-ci n'était qu'une affection de la matière. Plusieurs ne voient en cela qu'une disposition au rhumatisme, éloignant de leur esprit l'idée d'une diathèse rhumatismale, et sous l'influence d'interprétations nées de systèmes que nous ne saurions accepter, ils créent une constitution rhumatismale. Mais sortons du cercle des considérations critiques où pourrait nous entraîner l'examen de ces sentiments sur le rhumatisme.

Dans la forme bénigne, le rhumatisme est toujours chronique, ai-je dit ; il est non fébrile ; il est généralement mobile, rarement fixe ; il est éphémère dans ses manifestations, si je puis m'exprimer ainsi; son intensité est naturellement médiocre ; il est articulaire ou musculaire.

Articulaire, et c'est le cas le plus commun, il affecte une ou plusieurs articulations, le plus souvent les grandes, quelquefois éloignées l'une de l'autre. Ces articulations sont le siége de douleurs dans les mouvements, mais ces douleurs sont supportables et elles ne sont accompagnées ni de rougeur, ni de gonflement. Au poignet, j'ai vu fréquemment la douleur s'irradier dans les gaînes des fléchisseurs et dans les gaînes des extenseurs; je l'ai observé sur moi-même. Ici, le rhumatisme ne prend point d'extension: ses manifestations sont localisées, bien que mobiles, mais de peu de durée. La cause occasionnelle reste inconnue la plupart du temps, et, au bout de quelques jours, sans phénomène critique, sans que rien ne vienne annoncer la terminaison de cette maladie si légère en elle-même, tout rentre dans l'ordre. Voilà un accès de rhumatisme bénin articulaire: la douleur a été la seule expression phénoménale; il n'y a aucun reliquat comme lésion, il ne s'en produira pas. Voudrait-on prétendre que cela ne soit point assez pour constituer le rhumatisme? Celui-ci serait-il donc prétendu incomplet? Mais alors il n'existerait pas, par cette raison bien simple qu'une maladie *est* ou *n'est pas*; elle n'existe point à l'état de tronçon. D'ailleurs, ce rhumatisme bénin va se renouveler dans un temps que nous ne saurions fixer: sous l'influence de causes occasionnelles plus puissantes, il pourra se transformer, il pourra revêtir la forme commune ou la forme grave. Voilà où est l'indication: il s'agit d'éviter cette transformation, de faire en sorte que les causes occasionnelles trouvent moins d'aliments à leur action; il faut placer l'individu dans des conditions telles qu'il puisse y résister. Si ce traitement, je ne dirai pas curatif de l'accès rhumatismal, puisque celui-ci n'est rien ou à peu près rien, mais préventif d'une forme plus sérieuse, si ce traitement, dis-je, réussit, le rhumatisme guérira, ou, du moins, il conservera cette forme bénigne qui, dans nos climats, est fort compatible avec les habitudes de la vie.

Musculaire, le rhumatisme bénin est plus rare: il

atteint un ou plusieurs muscles, il est le plus souvent erratique ! il ne s'accompagne pas de fièvre : ses accès durent peu, ils sont éloignés les uns des autres et ils ne sont suivis d'aucun phénomène qui soit le signe d'une affection ou d'une lésion du rhumatisme en quelque autre point du corps. Mais ,je dirai à propos de celui-ci, ce que je disais à l'instant à propos du rhumatisme bénin articulaire : il peut, à un moment donné, se transformer et revêtir la forme commune ou la forme grave, moins souvent cependant que le rhumatisme bénin articulaire, ce qui tient sans doute à certaine idiosyncrasie et aussi au tempérament lymphatique qui est bien la cause occasionnelle la plus habituelle de cette transformation d'une forme de maladie en une autre forme plus grave. L'art doit donc intervenir, et, sans contredit, l'emploi des eaux minérales est, dans ces cas, éminemment utile. Ce traitement, ai-je dit, appliqué chez un sujet rhumatisant, est donc destiné à être préventif d'une forme plus intense de la maladie. Il devra préserver autant que possible le sujet de l'influence des causes occasionnelles habituelles du rhumatisme.

Il y a quelque chose qui doit appeler l'attention chez les sujets atteints de rhumatisme à forme bénigne, c'est un état particulier de la peau, un état asthénique : le tégument externe ne remplit pas assez ses fonctions, il est sec, il n'est pas suffisamment vivant, si je puis m'exprimer ainsi. Cela dépend généralement du tempérament lymphatique, qu'il faut modifier. Dans la médecine dont il s'agit pour l'instant, le point important à considérer, c'est, non pas le rhumatisme lui-même qui, sous la forme bénigne, n'est que peu de chose, mais le sujet qui est atteint. Il faut envisager de quelle façon on pourra le mieux le préserver d'une impression plus grave, et, dans ce but, il faut examiner son tempérament. Si le tempérament lymphatique domine, c'est contre lui qu'il faut diriger la médication. Il faut, qu'on me permette cette expression, faire l'hygiène de la maladie elle-même, la prophylaxie d'une forme plus sérieuse.

L'hydrothérapie domestique, continuée pendant assez longtemps, peut souvent suffire. Une ou deux lotions froides, rapides, faites chaque matin à la température de la chambre ou même à une température plus basse après quelques jours d'emploi, suivies d'un essuiement rapide, quelquefois d'un exercice modéré, d'autres fois, si la réaction tarde à venir, du repos au lit, peuvent suffire pour changer les conditions mauvaises du tempérament. Il faut continuer ce traitement assez longtemps. Il faut alors bien se pénétrer de cette vérité que l'hydrothérapie n'agit point tant ici contre le rhumatisme, expression maladive peu considérable dans sa forme bénigne, que contre les causes occasionnelles incessantes, sans cesse renouvelées, de son développement, ou plutôt contre la disposition particulière de l'individu à en recevoir l'impression.

Si le tempérament lymphatique est très-prononcé, l'hydrothérapie peut ne plus suffire, elle peut même, en raison des difficultés qu'éprouve la réaction à se faire, être inopportune. Il faut alors recourir à l'action reconstituante des eaux bromo-chlorurées sodiques. Administrées comme il convient qu'elles le soient, en bains, en douches et même en boisson, on obtient de bons résultats. J'ai pu constater ce fait à Salins. Ainsi donc, voici en résumé les termes de la question. Quand, dans un rhumatisme à forme bénigne, le tempérament lymphatique domine la scène et dénonce une imminence morbide plus grave et plus sérieuse, le sujet devant d'ailleurs, par suite d'une moindre force de résistance aux causes occasionnelles morbides, être plus accessible à leur impression, la modification dans les conditions de ce tempérament est indispensable. Le négliger, c'est permettre à la maladie constitutionnelle, le rhumatisme, de suivre une marche différente et peut-être grave.

Dans le second chapitre, j'ai assez insisté sur les heureux effets des eaux bromo-chlorurées sodiques de Salins contre le tempérament lymphatique et ses résultats, effets prouvés par la tradition, par l'évidence, par l'expérimentation, pour n'y plus revenir.

Maintenant, voyons pour la forme commune ou pour la forme grave du rhumatisme.

La forme commune. — Le rhumatisme chronique (c'est celui-là seul qui est ici en question), est articulaire ou musculaire. Quelquefois les deux ordres d'organes sont envahis par la maladie, mais ce fait est plus rare. Il est beaucoup plus commun de voir le rhumatisme franchement articulaire ou musculaire.

Articulaire. — Le rhumatisme peut débuter d'emblée à l'état chronique, ou, ce qui s'observe plus souvent, il a été précédé d'une attaque de rhumatisme articulaire aigu. Quel que soit son début, il y a ici à peu près toujours, on pourrait le dire, une lésion des orifices du cœur. Même dans les cas où le rhumatisme a commencé par la forme chronique, des lésions au cœur se produisent doucement, peu à peu.

Dans cette forme commune de la maladie, il y a tendance à la généralisation : tantôt ce sont les mêmes jointures qui sont affectées, tantôt, et c'est le cas le plus fréquent, le rhumatisme atteint successivement un grand nombre d'entre elles; les plus petites même, celles des doigts et des orteils, ne sont pas épargnées. Il y a de la douleur et un peu de gonflement.

Les altérations des orifices du cœur, altérations des séreuses, augmentent graduellement chez certains sujets : il en résulte de l'oppression, suite d'une gêne de la circulation qu'augmentent souvent des professions ou des habitudes tout à fait contraires à cet état. L'urine est fréquemment bourbeuse, et, limpide au moment où elle a été rendue, elle laisse déposer de l'acide urique. Ces caractères généraux sont ceux d'un état semi-pléthorique, quelquefois lymphatico-sanguin. Avec le tempérament pléthorique complet, non pas que celui-ci, tant s'en faut, soit l'apanage exclusif de la maladie que je vais citer, avec certaines traces héréditaires qui ne peuvent être méconnuees, sous l'influence de milieux et d'habitudes qui y disposent, on a la goutte, cette maladie si dissemblable du rhumatisme quoiqu'on en ait dit. Je le rappelle en passant, les partisans de l'assimilation complète entre ces deux maladies, ont paru avoir peur de leur sentiment, et un certain nombre, dans la description, ont paru se contenter de faire la goutte la sœur aînée du rhumatisme. Du fait de leur nature pathologique, elles sont parentes, elles forment, avec quelques autres maladies, la classe des maladies constitutionnelles; mais, pour ma part, dans cette classe, je les range en deux genres différents : je place la goutte dans un premier genre, *caractérisé par la diversité de siége et par la diversité des produits morbides*, à côté de la scrophule, de la syphilis, de la dartre, de la lèpre et du scorbut. Je place le rhumatisme dans un second genre, *caractérisé par des affections multiples, sans produit morbide nouveau*, à côté du rachitisme (1).

La goutte et le rhumatisme sont deux maladies qu'il faut décrire à part ; elles sont dissemblables.

Tel est l'ensemble des phénomènes que présente, dans sa forme commune, le rhumatisme articulaire chronique. Mais cette variété pourra se transformer : de sthénique qu'elle était, elle pourra devenir asthénique ; la peau sera pâle, décolorée, les joues tombantes, l'habitude extérieure exprimera l'ennui, l'oppression sera plus vive ; il y aura des palpitations, quelques vertiges ; les fonctions digestives seront ralenties ; il y aura fréquemment des flatuosités ; chez quelques-uns, une véritable tympanite intestinale qui se montrera de temps en temps, de la constipation, de la fatigue.

Cette seconde manière d'être de la forme commune du rhumatisme est très-fréquente, et, chaque jour, dans le monde, l'on rencontre des gens ainsi affectés. Je dois dire que cette variété n'est pas toujours la suite d'une transformation, d'une modification de la variété sthénique : c'est elle surtout qui débute souvent d'emblée chez des sujets lymphatiques ou chez des individus qui, sans présenter au préalable ces conditions de tempérament, vivent dans un milieu qui doit aider au développement de ce dernier, ou qui exercent des professions insalubres qui entraînent le même résultat. Il y a évidemment, dans l'une et dans l'autre variétés de ce rhumatisme, des indications spéciales à remplir. Avant d'en parler, voyons le rhumatisme musculaire.

Musculaire. — Le rhumatisme, dans sa forme com-

(1) Extrait d'un ouvrage inédit intitulé : *Examen de l'influence de la philosophie sur les systèmes de médecine. Classification basée sur la nature pathologique des maladies.* En voie de publication.

mune, est tantôt fixe, tantôt mobile. Cette dernière variété est de beaucoup la plus ordinaire. Quand il est fixe, les mêmes muscles sont atteints par le mal, et la douleur est continue, quoiqu'avec des exacerbations irrégulières.

Dans cette variété, l'on voit quelquefois la maladie se localiser sur un muscle, un muscle seul, et, en général, on peut le dire, sur les muscles de la partie postérieure du tronc, ainsi les muscles des gouttières lombaires : le *lombago* est l'expression la plus fréquente du rhumatisme musculaire dans la forme commune. Après les muscles des gouttières lombaires, viennent, par ordre de fréquence, les muscles de la région postérieure du cou, de la poitrine et des membres. Quand le rhumatisme musculaire est mobile, ce qui arrive le plus souvent, les douleurs intermittentes, irrégulières d'ailleurs tant sous le rapport de l'instant où elles se renouvellent que sous le rapport de leur intensité, se font sentir tantôt en un point, tantôt en un autre, quelquefois en plusieurs lieux à la fois On voit fréquemment des douleurs très-fugitives n'atteindre un muscle que pendant quelques instants, quelques heures. Ordinairement, une partie qui est atteinte n'est libre de douleurs que plusieurs jours après : celles-ci se portent en un autre lieu. Quant à l'accès du rhumatisme en lui-même, il dure plus ou moins longtemps.

Dans cette forme, que le rhumatisme soit articulaire ou musculaire, il est extrêmement fréquent de voir les malades atteints en même temps d'hémorroïdes, cette affection si vraie du rhumatisme. Et dire qu'on en a fait une maladie à part ! Voilà où mènent les études exclusives sur les altérations de tissus : la notion des maladies et des affections n'existe plus, on méconnaît le lien qui unit celles-ci aux premières. Mais laissons ces choses, telle tendance que nous ayons à en parler, tant nous leur reconnaissons d'importance.

C'est dans cette forme commune que l'on observe souvent aussi, quelquefois comme affections isolées, certaines névralgies, en particulier la sciatique.

Le rhumatisme reste le plus ordinairement sous cette forme sans se transformer, trop souvent sans se modifier beaucoup Généralement, les soins que lui accorde le malade sont mal entendus et éphémères. J'admets sans doute que cette maladie constitutionnelle, héréditaire en ce sens que le rhumatisme des parents est déjà une cause occasionnelle pour le produit de voir se développer la maladie sous l'influence de la moindre cause perturbatrice, j'admets que le rhumatisme ne puisse jamais guérir, surtout dans les cas où l'hérédité, cette première des causes occasionnelles, a déjà mis en jeu la maladie, mais ce qu'on ne peut guérir, on peut le modifier, on peut changer la manière d'être, on peut en changer les formes et faire que ce qui est grave le soit moins. Il faut renfermer la forme bénigne en elle-même, il faut empêcher le rhumatisme de transgresser les limites qui le renferment en quelque sorte, il faut éviter qu'il se transforme. C'est ce que j'ai déjà dit à propos de la forme bénigne de cette maladie constitutionnelle. Voyons ce qu'il y a à faire dans la forme commune, celle qui nous occupe en ce moment.

En général, dans le rhumatisme sthénique, il n'y a rien à attendre des eaux minérales reconstitutives. Dans cette variété où l'usage des dérivations fréquentes est si utile pour conjurer ces localisations viscérales accompagnées de congestion sanguine, l'hydrothérapie très-modérée, employée avec le plus grand soin, et de telle sorte qu'une réaction certaine facilite et maintienne en état les fonctions de la peau, et les eaux purgatives de Niederbronn, sont les agents thérapeutiques qui répondent le mieux, peut-être, aux indications. Les eaux alcalines de Vichy et d'Ems conviennent aussi, surtout dans les cas où les fonctions des reins sont compromises ; mais on ne saurait agir avec trop de réserve et trop se garder de la vive excitation qu'elles déterminent parfois en des cas de cette nature.

Mais, le plus ordinairement, cette variété sthénique de la maladie dure peu, et les malades, du fait de leur tempérament, de leurs habitudes, etc., arrivent assez promptement à cette variété asthénique que j'ai signalée. Ici, les indications changent. Dès le début de cette transformation, les eaux toniques et reconstituantes sont utiles, les eaux chlorurées sodiques en particulier. Elles ne sont plus seulement utiles, elles sont indispensables, si la débilité est plus avancée, si cette cachexie rhumatismale fait des progrès, si le tempérament lymphatique, primitif ou acquis, a pris en quelque sorte le dessus sur la maladie elle-même, si ce tempérament domine la scène au point que des auteurs ont été entraînés à voir en cela une complication de la scrophule et du rhumatisme, ce qui est une erreur. Dans tous les cas où la débilité, plus ou moins prononcée, traduit un état d'appauvrissement du sang, l'action reconstituante des eaux de Salins produit un excellent effet. C'est ce qui arrive chez certains rhumatisants, hommes de cabinet adonnés aux travaux de l'esprit, habitués à une vie sédentaire, souvent atteints d'hémorrhoïdes qui ont amené, par suite de flux répétés, une anémie considérable. Voici en quoi consiste généralement le traitement : des bains d'eau de la source à 34°, 35° c., d'abord de trois quarts d'heure, puis d'une heure de durée. Pendant le bain, le pouls ne doit pas s'abaisser. Dans ces conditions je ne vois pas d'inconvénient à ce qu'il augmente de quelques pulsations. En même temps que ces bains d'eau de la source, mais à une heure différente, au début du traitement surtout, je fais administrer quelques douches avec de l'eau de la source, en pluie, en arrosoir ou en jet (je préfère ces deux derniers modes), à température assez élevée, de 40° à 42° c. Ces douches seront de trois à cinq minutes et leur administration doit être l'objet d'une surveillance toute spéciale. Il ne faut pas que le pouls s'élève trop, seulement de quelques pulsations, il faut que l'aération du cabinet de douches soit suffisante, ce que nous avons à Salins, il faut que la respiration soit libre, sans la moindre oppression. Je fais suivre ces douches d'une friction sèche ou avec un alcool. Ce traitement, bains et douches donnés de cette façon m'a fourni de bons résultats. Ma limite, quelquefois la suspension momentanée du traitement, a été le réveil de quelques douleurs. Mais j'ai eu des malades assez débiles, assez profondément anémiques pour ne pouvoir supporter les douches, ou du moins pour en être sérieusement incommodés, par de la courbature. Je m'en tiens alors aux bains que je rends peu à peu plus toniques par l'addition d'eaux-mères. Plus tard, à la fin du traitement, les douches peuvent être administrées : le sujet est plus fort et il les supporte mieux. On peut ainsi suivre très-avantageusement un traitement de vingt-cinq jours.

Les fonctions digestives ont souvent besoin aussi

d'être stimulées. L'eau de la source, en boisson, un verre, deux verres par jour, remplit ce but. Je tiens même beaucoup à l'administration interne de l'eau de la source dans ces cas d'anémie. J'ai dû parfois la préférer, en raison de certaine susceptibilité de l'estomac et de sa grande efficacité, aux boissons ferrugineuses, comme les eaux de Bussang, Forges, Spa, Schwalbach, Pyrmont, Orezza, Saint-Denis-les-Blois, Saint-Pardoux, Cransac, Passy.

Une fois le but atteint, une fois déterminé le *remontement* que l'on recherchait, il faut se garder d'aller au-delà ; on produirait une excitation fort inutile et qui, sans être précisément fâcheuse, aurait cependant encore l'inconvénient de déranger encore la marche du rhumatisme, mais en un sens opposé. Il sera toujours utile, toutefois, pour maintenir au même degré les heureux effets produits, pour parachever l'œuvre commencée, de continuer avec mesure l'emploi d'une médication topique. Il faut, pendant la saison d'été, s'il est possible, reprendre encore quelques bains d'eau de la source, et continuer pendant quelque temps l'usage de cette eau en boisson, à la dose d'un verre. Pendant la saison d'hiver, une vingtaine de bains, deux par semaine, trois par quinzaine, en eau douce, à 34° ou 35° c., avec addition d'une certaine quantité de sel d'eaux-mères de Salins. Pour ces bains hygiéniques, prophylactiques d'un retour de l'anémie, et, conséquemment, d'une forme sérieuse de rhumatisme, 3 kil. de ce sel d'eaux-mères, 4 kil. sont des doses convenables (1).

---

(1) 3 *kilos* fournissent au bain, 1 kil. 299 gr. 9858 de chlorurure de sodium et 20 gr. 0,256 de bromure de potassium.

4 *kilos* fournissent au bain, 1 kil. 733 gr. 3144 de chlorure de sodium et 27 gr. 7008 de bromure de potassium.

Dans cette forme commune du rhumatisme avec anémie, les bains et les douches, aux températures que j'ai indiquées, sont, je crois, préférables à l'hydrothérapie. Cependant celle-ci, devenue domestique, en quelque sorte par l'habitude, peut rendre des services, après un traitement par les eaux de Salins. Commencée, s'il est possible, pendant la saison des eaux, si le sujet est suffisamment fort pour pouvoir réagir, elle pourra être continuée plus tard, mais pendant longtemps, car il s'agit moins de modifier que d'entretenir dans une voie normale les fonctions de la peau, et de rendre permanent et définitif le changement obtenu aux eaux minérales. Il faut aussi employer des procédés très-simples : ainsi des lotions rapides sur tout le corps, au moment du lever, avec une éponge trempée dans l'eau, à la température de la chambre, lotions suivies d'un essuiement rude très-prompt, et d'un exercice modéré. Je prefère cette hydrotérapie très-simple, pendant l'hiver, aux pratiques hydrothérapiques plus sérieuses que l'on ne trouve pas chez soi, que l'on est obligé d'aller chercher dans un établissement étranger. Puis, il faut aussi le dire, tel remontement que l'on ait trouvé près des eaux reconstituantes de Salins, la saison d'hiver est souvent l'occasion d'une tendance au retour de cette anémie qui a compliqué le rhumatisme. Il peut être à craindre qu'une hydrothérapie, trop vigoureusement administrée, laisse l'organisme en un véritable état de stupéfaction et que l'anémie ne se reproduise. Quand, bien définitivement, l'anémie a disparu et qu'on en a la conviction, l'hydrothérapie par les douches en pluie, circulaires, écossaises, peut-être employée, parce qu'elle peut rendre à la peau cette souplesse, cette activité dans les fonctions qui lui manquent souvent dans le rhumatisme, et qui sont des causes occasionnelles très-importantes à considérer dans la production des accès. Mais, je le répète, pour l'utilité de cette hydrothérapie sérieuse, il faut que l'anémie ait disparu, il faut qu'elle ne soit pas un obstacle à la réaction. Sans doute, par divers procédés, les frictions, le massage, la sudation, etc., on sollicite, on favorise les réactions, on les aide à se produire, mais on ne peut les créer de toutes pièces en quelque sorte et tout à fait artificiellement; il faut encore que l'organisme ait en lui le germe que, pour ainsi dire, il faut faire fermenter.

La forme grave. — Elle est rarement primitive; presque toujours elle suit la forme commune de la maladie; parfois elle succède au type aigu, surtout dans l'une de ses variétés, celle qu'on peut appeler fixe articulaire.

Cette forme grave est constituée, pour ainsi dire, par les reliquats du rhumatisme, par des lésions qui en procèdent, la ***tumeur blanche***, l'***atrophie musculaire***, la ***paralysie***, quelques conséquences du rhumatisme dit viscéral, ainsi l'***apoplexie***, peut-être ***certaine variété de démence***, etc. Mais il ne s'agit pas de discuter quelques points de pathologie qui, de fait, sont matière à discussion, et sur lesquels je compte revenir dans un travail prochain, il ne s'agit ici que de préciser l'existence de la forme grave du rhumatisme. Dans l'état actuel de la science, quelques affections la caractérisent, la tumeur blanche, l'atrophie musculaire et les rétractions, la paralysie, je puis ajouter la cachexie rhumatismale, affections dont la pathogénie ne laisse aucun doute. La forme grave du rhumatisme est donc prouvée cliniquement : je ne parle ici que de la maladie à l'état chronique.

Dans ce cas, il ne s'agit plus de maintenir le rhumatisme dans ses limites, de l'empêcher d'avancer; il faut, s'il est possible, le faire rétrograder, l'amener d'une forme qui peut être funeste, à une forme habituellement compatible avec l'existence. On peut accepter à son sujet la division établie pour les deux formes précédentes, division basée par le siége plus spécial de l'affection qui est de nature rhumatismale. Il y a le rhumatisme grave *articulaire*, grave *musculaire*, grave *viscéral*.

La *cachexie*, qui est propre, spéciale à cette maladie constitutionnelle à titre d'affection, comme on le voit, dans la scrophule, dans la syphilis, etc. (ce que j'ai cherché à prouver, il y a déjà longtemps, dans ma thèse inaugurale, en 1848 : *De la Cachexie syphilitique*), n'est généralement qu'une résultante de la forme grave, quelle que soit la variété, quelle que soit l'altération de tissu que celle-ci ait présentée.

Articulaire, le rhumatisme, dans cette forme, n'est plus cette maladie où l'altération est fugitive, éphémère, éphémère au point qu'on a pu la mettre en doute, la nier même, ce qui est une erreur, ceci soit dit en passant. Que les produits anatomiques de l'inflammation parcourent ici toutes leurs phases, que les produits plastiques se transforment en pus, que là au contraire ces produits ne soient que peu de chose, qu'ils aient en quelque sorte répugnance à aller au-delà de certaines limites, cela ne prouve que des dissemblances entre des lésions, qui, cependant, peuvent procéder d'une même maladie. Dans la forme grave articulaire du rhumatisme, l'inflammation suit, anatomiquement parlant, toute son évolution ; dans la forme bénigne articulaire et même aussi dans la forme commune articulaire, je ne dirai pas qu'elle avorte, mais elle s'arrête, et ce temps d'arrêt dans l'évolution de la phlegmasie est une caractéristique du rhumatisme. Toutefois, il est telle forme dans le rhumatisme chronique où l'inflammation ne suit pas cette marche : elle progresse peu à peu, il se forme une ou plusieurs tumeurs blanches, presque toujours une seule. Voici ce qui se passe fort souvent : après un rhumatisme articulaire aigu qui a envahi un plus ou moins grand nombre de jointures, une articulation reste volumineuse, en général une grande articulation, et l'on peut dire, par ordre de fréquence, le genou, l'articulation tibio-tarsienne, l'articulation carpo-métacarpienne, l'articulation huméro-cubitale.

Les autres grandes jointures, des énarthroses, celle de l'épaule, celle de la hanche, sont beaucoup plus rarement affectées dans la forme grave du rhumatisme.

L'engorgement persiste : une tumeur blanche est définitive. Naturellement, je ne veux pas suivre celle-ci dans son évolution et raconter ses périodes. Toutefois, il ne me paraît pas superflu de saisir cette occasion pour démontrer le vide, le néant de ces descriptions dites médicales où l'anatomie pathologique seule tient le premier rang. Quand Brodie classa les tumeurs blanches d'après les tissus de l'articulation qui sont primitivement et successivement atteints, quand il fut suivi dans cette voie par beaucoup de chirurgiens, la question des lésions anatomiques fut étendue, mieux connue, plus précise, mais aucun progrès n'en résulta pour la clinique, et certes l'art médical n'y gagna rien. Les altérations qui ne se traduisent point par des signes sont perdues pour le clinicien.

Il y a des tumeurs blanches dans plusieurs maladies constitutionnelles ; en particulier, dans la scrophule, dans le rhumatisme, dans la syphilis, mais cette affection commune à ces unités morbides, a dans son développement, dans sa marche, dans ses altérations, dans sa manière d'être influencée par les médicaments, des différences énormes. Il est bien autrement important pour le médecin de distinguer ces diverses tumeurs blanches, que de faire une étude d'anatomie pathologique sur le vivant. Je suis bien éloigné de nier la nécessité de la notion très-exacte de la lésion ; les beaux travaux de Brodie, de MM. Velpeau, Richet, Bonnet, etc., me sont très-présents à l'esprit ; mais pour que ces travaux soient définitivement utiles, pour qu'ils puissent éclairer le clinicien, il faut leur donner enfin une signification médicale, et pour cela ne point considérer la tumeur blanche en dehors de la maladie dont elle n'est qu'une manifestation.

La tumeur blanche rhumatismale est habituellement unique (j'entends qu'une seule articulation est affectée), la jointure est ordinairement volumineuse, douloureuse, et les variations atmosphériques ont de l'influence sur elle. Sous ce dernier rapport, elle trahit son origine et ce fait d'être affectée péniblement par le froid, l'humidité, l'état électrique de l'atmosphère est très-remarquable, il lui appartient en propre. Sous les mêmes influences, la tumeur blanche scrophuleuse ne se comporte pas de la même manière.

La marche de la lésion rhumatismale est lente, souvent entrecoupée par des périodes de calme : dans ces moments, l'articulation diminue un peu de volume, et l'on peut mieux constater la lésion des tissus fibreux périarticulaires. Tout cela s'observe à une période encore voisine du début ; mais l'inflammation marche, les tissus s'épaississent, des produits plastiques les engorgent.

Il y a deux terminaisons ; dans l'une, l'articulation

suppure en un ou en plusieurs points ; il s'opère une destruction complète, et pour obtenir une guérison spontanée, il faut une soudure dont les bourgeons charnus seront les éléments ; c'est le cas le plus rare, c'est aussi le plus dangereux ; dans l'autre terminaison, plus fréquente d'ailleurs, après de longues douleurs, après des vicissitudes sans nombre dans l'état de l'articulation, on voit une demi-ankilose se faire peu à peu, puis une ankylose complète : ce résulat est d'ailleurs souvent favorisé par la rétraction permanente des fibres musculaires sous-aponévrotiques.

La forme grave articulaire du rhumatisme peut être heureusement influencée par les eaux minérales, surtout dans les cas où le tempérament lymphatique est très-prononcé, et celui-ci est certainement une cause occasionnelle puissante de cette forme grave. Je conseille les eaux bromo-chlorurées sodiques, les *eaux de Salins*. Elles doivent être administrées avec le plus grand soin. C'est dans les cas de cette nature qu'une médication utile et reconstituante, quand elle est abandonnée au gré des malades, peut devenir plus qu'inutile. Dans ces cas, le traitement doit être résolutif en même temps que tonique ; il doit être continué longtemps. C'est ici que l'action reconstituante des eaux de Salins trouve son emploi d'une manière toute spéciale.

Des bains d'eau de la source d'abord, de 35° c., d'une heure de durée. Après six ou huit bains, on augmente la minéralisation des bains, mais graduellement, commençant par une addition d'eaux-mères de 3 à 5 litres, surveillant l'état de l'articulation affectée, l'état du tube digestif, l'état des forces, gardant son malade de courbature prolongée et de fièvre. Si le traitement est bien supporté, l'on va au-delà, augmentant toujours graduellement, jusqu'à concurrence de 25 à 30 litres d'eaux-mères comme addition au bain d'eau de la source. Généralement, à cette dose de minéralisation continuée pendant quelques jours, succède de la lassitude, un peu d'anorexie, quelquefois de l'insomnie. C'est le moment d'arrêter.

L'eau de la source doit être prise en même temps en boisson, un, deux, trois verres chaque jour, toujours à jeun.

Quand l'état de l'articulation le permet, les douches sont utiles et elles rendent des services très-grands ; elles contribuent tant par leur nature que par leur force de projection (qu'on met en rapport d'ailleurs et à volonté avec la sensibilité du sujet et avec l'état des parties malades), elles contribuent, dis-je, au dégorgement. On les administre avec de l'eau de la source ou de l'eau de la source additionnée d'eaux-mères, suivant les exigences du traitement. Elles seront prises à 35°, 36°, 37°, 38° c., le plus souvent avant le bain. On passe de suite et sans sortir, du cabinet de douches dans le cabinet de bains.

Ce traitement doit durer un mois environ. Après ce laps de temps, la guérison n'a pas lieu de suite : les lésions sont de nature plus tenace et plus rebelle ; mais on a placé le sujet dans des conditions telles, que l'absorption enlève peu à peu les matériaux de l'engorgement. Il faut encore du temps, mais les effets sont graduellement appréciables. Il faut laisser reposer le malade pendant un mois environ ; puis, plus tard, à mesure qu'on approchera de la terminaison de la tumeur blanche, on usera encore avec beaucoup de prudence des eaux de Salins. L'indication est changée ; l'on est en bonne condition sur le chemin de la guérison, mais il faut amener le dégorgement définitif des tissus, il faut rendre de la souplesse aux muscles qui ont été privés de mouvement pendant si longtemps. Il faut continuer les bains d'eau de la source pendant plusieurs mois, ou, dans l'hiver, des bains avec addition de 3 à 4 kilog. de sel d'eaux-mères de Salins. Il conviendrait de revenir aussitôt à une minéralisation plus considérable si l'on avait lieu de croire que le tempérament lymphatique prît encore le dessus et qu'il mît obstacle à laisser la guérison se parachever.

2° DANS LA GOUTTE ATONIQUE.

L'influence des eaux reconstituantes dans la goutte est considérable, et je crois que si l'on y regardait de plus près, on s'apercevrait que le nombre des cas qui réclament leur emploi est au moins aussi grand que le nombre des cas où le traitement par les alcalins est mieux indiqué.

Sans vouloir entrer dans de longs détails et sans faire l'histoire de la goutte, je veux dire comment on arrive à la goutte atonique.

Dans la goutte, parmi diverses lésions, il y en a une de premier ordre, une lésion dont l'importance est grande, je l'admets, mais cette importance a été encore exagérée, au point de vue d'un système médical très-spécial. Je veux parler de l'élimination des matières azotées que l'organisme rejette parce que ces matières sont en excès. Cette lésion, remarquable d'ailleurs, a été l'occasion d'une théorie où la goutte, en tant qu'entité morbide, a bien été un peu sacrifiée, mais ce n'est pas de cela qu'il s'agit. On a donc bâti toute une théorie sur l'élimination des principes azotés par les urines, sur le dépôt de ces mêmes principes sous forme d'urates de soude et de chaux.

Petit identifia en quelque sorte la goutte avec une cause en rapport avec cette théorie qu'il accepta. Pour lui, la cause de la goutte était un excès d'acide urique dans le sang (1). De là, à l'utilité des eaux alcalines, de Vichy en particulier, il n'y avait qu'un pas. On pouvait satisfaire les goutteux et les convier à venir neutraliser leurs acides. Cela paraissait d'une simplicité remarquable. Il était tout à fait commode de baser le retour à la santé sur certaines combinaisons chimiques : cela pouvait séduire, cela avait en effet une allure de vérité, cela frappait les sens.

Mais tout cet échafaudage, élevé par un retour offensif de la iatro-chimie, devait crouler, parce que sa base était une profonde erreur, erreur de principe qui entraînait forcément des vérités de conséquence fausses également. Cette erreur de principe est celle-ci : faire consister la goutte dans un principe acide répandu dans le fluide nourricier et par suite dans les liquides excrémentiels.

Voilà une des conséquences de l'organicisme : on prend la lésion pour la maladie, la partie pour le tout, et l'on

(1) Quelle base fragile, pour une théorie médicale, que la notion isolée d'une partie de la maladie, de la lésion, de cette partie de la maladie qui tombe sous les sens et que ceux-ci apprécient différemment, suivant que l'examen dont ils sont les instruments est plus ou moins minutieux. Aujourd'hui, la notion de l'acide urique dans le sang n'est plus qu'une erreur. Il n'y a pas d'acide urique libre dans le sang ; il n'y a que des urates, l'hippurate de soude, l'urate de soude, l'urate de potasse, l'urate de chaux ou d'ammoniaque. C'est dans les reins que l'acide urique de ces urates se sépare des bases et se dépose. Tel est l'état actuel de la science ; mais demain, sera-t-il le même ? Ne saura-t-on rien de plus sur la désassimilation des tissus fibreux et lamineux à laquelle on attribue la présence des urates dans le sang ? Ne saura-t-on rien de plus sur la désassimilation des tissus musculaires, à laquelle on attribue l'urée, un des principes immédiats de l'urine ?

aboutit *pour thérapeutique* à de la iatro-chimie, à de la iatro-physique, etc.

Le mot *iatro* est vraiment de trop, car ce n'est plus de la médecine que l'on fait alors, c'est de la chimie, de la physique que l'on devrait croire faire, le corps pris pour sujet et objet des manipulations. Dans cette voie, l'on ne peut arriver qu'à modifier des lésions, si l'on y parvient encore, ne sachant trop le moment où il faut s'arrêter dans cette neutralisation des acides, et remplaçant parfois une lésion avec laquelle on vivait par une autre lésion dont on meurt. Tout cela est affaire de saturation.

La présence et l'élimination d'un excès de principes azotés ont attiré l'attention, ce qui était tout naturel, sur les eaux alcalines, mais combien de malades ont fait à leur détriment la preuve que toute médication qui ne repose que sur la notion de lésion, sur un morcellement de la maladie, n'a pas une base solide, une base médicale ! La démonstration en est facile :

Dans deux formes différentes de la goutte, formes qui seules constituent des indications, les dépôt d'urates de soude et d'urate de chaux continuent. Il est évident que si l'on ne considère que cette lésion, on peut, en la soignant seule, abuser d'un traitement dont l'utilité existe seulement en l'une de ces formes de la maladie. Si les eaux alcalines sont prolongées longtemps, elles dépassent le but, elles ne touchent plus la maladie, elles touchent le malade et elles entraînent cette cachexie si bien interprétée par MM. Trousseau, Lasègne et Léon Blondeau.

Ce serait un très-mauvais critérium des chances de succès de la médication alcaline dans la goutte, que la recherche obstinée de la quantité de principes azotés éliminés. Comme je l'ai dit, cette quantité de matières azotées peut ne pas être en rapport direct avec la forme de la goutte qui semble le plus heureusement influencée par les alcalins. D'autre part, il y a lieu de croire que ces médicaments ne jouent pas précisément le rôle secondaire de ne toucher que cette lésion. Je crois qu'ils font davantage, ils tendent à amoindrir la maladie, ils tendent à la transformer en une forme plus bénigne, à accès moins intenses et plus rares.

Quant à connaître leur mode d'action, il n'est pas précisément indispensable, pour utiliser ces remèdes, de saisir le trait d'union entre l'effet et la cause. Je veux dire qu'il ne faut pas absolument le comprendre dans ce qu'il a de plus intime, dans son essence, pour apprécier et remplir des indications. Si l'on n'employait, ceci soit dit en passant, que les médicaments dont on connaît le mode d'action, on se priverait des plus utiles, des plus efficaces d'entre eux, du mercure, du sulfate de quinine, de l'iode, mais il ne s'agit pas précisément de cette question, un des points les plus importants de la thérapeutique.

M. Durand-Fardel croit devoir déduire de l'influence des eaux de Vichy sur l'état des fonctions digestives, cutanée et urinaire leur action contre la goutte. C'est à mon avis trop personnifier la goutte en quelque sorte dans l'aberration de ces trois fonctions importantes. Ces lésions de fonctions ne sont pas la cause continente de la goutte ; autrement dit, cette maladie ne se résume pas en ces lésions. Mais M. Durand-Fardel est trop médecin pour l'admettre, et, après avoir démontré que les eaux de Vichy, dont l'effet est de ***maintenir l'intégrité des phénomènes intimes de la nutrition***, ramènent à l'état normal les fonctions digestives, cutanée et urinaire, leur rendent un certain degré d'activité et éloignent ainsi les chances les plus certaines des attaques de la goutte, il ne peut faire autrement que de dire aussitôt après :

« Sans doute, ce que nous venons d'exposer ne comprend que la partie la plus superficielle, la plus grossière, en quelque sorte, de la pathogénie de la goutte. A ces phénomènes que nous avons essayé de suivre jusqu'à une certaine limite, préside *le génie de la maladie*, » (*Traité thérapeutique des eaux minérales*, page 477). Un peu auparavant, et *à la même page*, M. Durand-Fardel disait : « Nous pouvons donc en conclure que les eaux de Vichy tendent à préserver de la goutte ou à corriger la diathèse goutteuse, en maintenant l'intégrité de l'assimilation ou en rétablissant celle-ci troublée. Et comme ce sont les phénomènes dépendant du trouble de la nutrition qui précèdent les manifestations goutteuses, nous croyons que les eaux de vichy agissent réellenent sur la diathèse goutteuse, sur le fond même de la maladie ; tandis que si, au lieu de s'attaquer à cette période initiale, elles ne s'adressaient qu'à la période terminale et aux produits chimiques qui apparaissent alors, à titre de disolvant ou de neutralisant, elles ne constitueraient qu'une médication d'un ordre tout à fait secondaire. »

Quant à moi, je n'envisage pas la chose tout à fait au même point de vue. Je crois devoir dire d'une manière plus explicite et plus tranchée qu'il y a en thérapeutique des médicaments qui agissent sur la maladie elle-même, sur l'entité pathologique, *médicaments de premier ordre*, des médicaments qui modifient les lésions ou qui changent les conditions d'évolution de la maladie, *médicaments de second ordre*. Par ces expressions, je n'entends pas dire que ces derniers agents soient secondaires, dans le sens qui signifierait agents *accessoires*, agents dont on pourrait se passer à la rigueur. Non certes ; il n'y a rien d'accessoire en thérapeutique, et tout ce qui peut aboutir à modifier la maladie, ses formes et ses lésions, a droit à une égale estime. Ces mots *médicaments de premier ordre* et *médicaments de second ordre* ne sont donc que des dénominations.

Ces prémisses admises en pathologie, la tradition, l'évidence et l'expérimentation fournissent, au sujet du traitement de la goutte, une certitude dont on peut donner la formule dans les propositions suivantes :

1° La goutte, en tant qu'entité morbide, n'a point encore un agent spécial, défini, de sa curation, au même titre que le mercure contre le syphilis, que le sulfate de quinine contre la fièvre intermittente.

On ne connaît donc pas jusqu'à ce jour un remède qui soit incontestablement curatif de la goutte.

2° Des eaux minérales qui, par leur action sur tous les systèmes, sont certainement les modificateurs les plus complets et les plus influents des maladies constitutionnelles.

Celles qui sont *alcalines, bicarbonatées sodiques*, *Vichy* en particulier,

Celles qui sont *chlorurées sodiques, Salins* en particulier, sont les eaux qui, sans atteindre la diathèse goutteuse dans son essence, sans être, pour cette raison, ce que je veux appeler les médicaments de premier ordre modifient le plus avantageusement des lésions qui, par leur nature et par leur durée, influencent la maladie dont elles procèdent cependant, au point de lui imprimer une marche particulière, au point de changer sa forme, au point de la mener à des conséquences qu'elle aurait pu ne point avoir.

La meilleure indication, l'indication essentiellement pratique, ressort donc de l'examen de la maladie. La présence des urates dans l'urine et dans les tissus périarticulaires, résultant de l'élimination d'un excès de matières azotées, ne donne pas une indication au point de vue de la maladie, de l'entité morbide. La raison en est simple. L'on retrouve cette lésion dans plusieurs des formes de la goutte. Il arrive même un moment où très-probablement, ce n'est plus un excès de matières azotées qui est éliminé ; la portion qui est rejetée est aux dépens de la quantité normale, quelquefois peut-être d'une quantité inférieure. Il semble que l'élimination continue à se faire, parce que c'est un courant qui s'est établi, il semble que cela se fait aujourd'hui, parce que cela s'est fait hier. Puis, les alcalins quand ils sont continués longtemps, poussent à cette élimination et ils contribuent à l'entretenir. Peut-on, je le demande, avoir la pensée de baser le traitement de la goutte sur la persistance du rejet de matières azotées ? Évidemment non.

S'il est bien triste de voir à quel degré d'aberration peut mener l'examen trop exclusif de la lésion, celle-ci devenant la cause continente de la maladie, *sensualisme en philosophie*, *organicisme en médecine*, il est fâcheux comme conséquence pratique, et *logiquement* dans l'espèce, d'être conduit à prendre le corps humain pour un vase de laboratoire.

Mais laissons ces choses, qu'il était cependant utile d'apprécier, et voyons quelle est celle des formes de la goutte qui réclame l'emploi d'une médication reconstituante.

La goutte se présente sous trois formes, la forme *bénigne*, la forme *commune* et la forme *grave*.

1° La forme bénigne — Cette forme de la goutte est acquise ou héréditaire : elle se présente de bonne heure, quelquefois pendant l'adolescence, beaucoup plus souvent chez les hommes que chez les femmes. Elle revêt très-rarement le type aigu, elle est chronique, quelquefois encore elle est à l'état subaigu.

Elle peut être articulaire ou viscérale. Elle peut affecter chez le même sujet les articulations et les viscères. L'asthme, la dyspepsie la caractérisent. Quand elle est articulaire, ce sont les petites articulations qui sont généralement affectées. Les urines sont alcalines ordinairement et elles ne passent pas par les réactions alcaline, neutre et acide, comme cela arrive souvent, changements dus à la proportion des phosphates de soude dans l'urine : elles demeurent alcalines par prédominance du phosphate neutre de soude et du phosphate de soude basique (1).

Elles contiennent des dépôts de phosphate de chaux ou de phosphate ammoniaco-magnésien. C'est ce qu'on a appelé la gravelle blanche.

Telle est la goutte dans la forme bénigne. Elle n'est pas douloureuse et, sous ce rapport, elle ne penche pas beaucoup du côté de cette goutte dite *tonique*, elle penche davantage du côté contraire, du côté de la goutte dite *atonique*. Pour ce motif, si cette forme de la goutte est violentée en quelque sorte, mal soignée, elle peut prendre aussitôt, et sans transition, la forme grave. On peut observer de suite ces répercussions qui sont si dangereuses.

Il faut une bonne hygiène, un régime varié, il faut surveiller le tempérament, surtout s'il est lymphatique,

(1) Cette alcalescence, dans ces circonstances, provient aussi du carbonate d'ammoniaque ; elle est la conséquence d'une altération de l'*urée*, principe immédiat de l'urine non produit par le rein, mais éliminé du sang par cet organe. L'urée existe en effet dans le sang et dans les sécrétions, à l'état normal. Elle résulte de la désassimilation de la *musculine*, fibrine des muscles.

ou lymphatique sanguin, il faut *toujours* s'abstenir des alcalins. Quelques eaux salines conviennent bien, Plombières, entre autres; mais si la maladie penche davantage vers la forme grave, s'il y a plus d'atonie, plus de faiblesse, si les urines demeurent toujours alcalines, les eaux chlorurées sodiques fortes, ainsi Salins, sont nécessaires.

Il s'agit de reconstituer le sujet, afin que la maladie ait moins de prise sur lui. Rappelons-nous que Liébig, dont les savantes recherches ont répandu de si vives lumières sur les faits de la physiologie normale et de la physiologie pathologique, a démontré que le phosphate neutre de soude que l'on rencontre dans tous les solides et dans tous les liquides de l'économie, provient en partie du phosphate de potasse que le chlorure de sodium fait passer à l'état de sel de soude par double décomposition. Or, comme le phosphate neutre de soude de l'économie est introduit en grande partie par l'alimentation, il en résulte qu'en hygiène et en prophylaxie, il faut, autant que possible, avoir la notion exacte des quantités de phosphate de soude et de phosphate de potasse que renferment les aliments. Là où il y a plus de phosphate de soude que de phosphate de potasse, il faut, en hygiène, moins de chlorure de sodium. Il y a donc ici très-probablement une limite qu'il ne faut pas dépasser dans l'usage du chlorure de sodium et des eaux minérales qui en renferment.

Jusqu'à un certain point, et suivant les qualités de l'alimentation, les eaux chlorurées sodiques conviennent. Au-delà de ce point, elles sont nuisibles. Du reste, la goutte est certainement la maladie où la diététique soit le plus utile à observer.

2° *La forme commune.* — La goutte régulière, tonique des auteurs, est comprise dans cette forme. Elle se manifeste par accès qui surviennent brusquement. Elle est habituellement, presque toujours même, articulaire. Elle affecte surtout le gros orteil qui devient le siége d'une douleur vive, avec rougeur érythémateuse et gonflement. Il y a de l'œdème autour de la partie affectée. Il y a souvent de la fièvre et un malaise qui semble être en rapport avec les douleurs. Dans certains cas, celles-ci sont intolérables. Elles reviennent généralement par crises, la nuit surtout, pour diminuer, cesser même complètement le matin, pour reprendre à la chute du jour.

Pendant l'attaque de goutte qui, en deux ou trois jours, atteint son summum d'intensité, les urines contiennent de l'urate de chaux sous forme d'un sédiment briqueté.

Chez certains goutteux, l'attaque, très-brusque, rapide, parcourt ces périodes en quelques jours. La douleur et la rougeur dissipées, le gonflement disparaît à son tour, le dernier sans doute, mais promptement toutefois.

Plus les attaques sont fréquentes, plus elles traînent peu à peu en longueur; le gonflement au niveau de l'articulation atteinte et l'œdème circonvoisin se dissipent plus lentement. Au fur et à mesure que les attaques se renouvellent, il finit par rester quelque chose de ce gonflement ; il y a au moins un peu d'empâtement. De leur côté, les urines demeurent colorées, sinon toujours, au moins plus fréquemment, et elles contiennent des sédiments rougeâtres.

Je n'ai pas à faire ici le traitement de l'accès de goutte. L'énumération seule des médicaments tour à tour vantés et réputés spécifiques me prendrait trop de place.

Cependant en dehors de quelques médications particulières qui dérivent de l'idiosyncrasie du sujet, de son tempérament, de sa constitution, des conditions de son hygiène privée, de son âge, de son sexe même, il y a quelques règles générales que je résume ainsi :

1° Sans abandonner à lui-même l'accès de goutte, ne pas le traiter par des moyens perturbateurs, ne pas se proposer pour but de le faire cesser brusquement.

2° Considérer la fluxion articulaire, affection procédant de la goutte, comme une arthrite de nature spéciale et sachant que, du fait de son origine, elle doit céder au bout de quelques jours et perdre précisément ce cachet spécial qui la caractérise, la traiter surtout par des moyens doux et inoffensifs, ainsi le repos, les topiques émollients et calmants.

3° Considérer également l'élimination des principes azotés sous forme d'urates comme un ***phénomène obligé*** de la maladie. Il faut souvent favoriser, mais tout à fait momentanément, cette élimination par une suractivité fournie aux reins à l'aide de quelques diurétiques. Les préparations dont le colchique fait la base ont joui d'une grande faveur. Il faut toutefois les employer avec beaucoup de mesure. Je préfère l'usage interne de la digitale, de la poudre particulièrement, dans ces circonstances. C'est un excellent remède, sédatif et diurétique tout à la fois.

4° Faire la prophylaxie de la forme de la maladie, c'est-à-dire éviter d'abord que la maladie passe de la forme commune à la forme grave, tâcher d'arriver à ce résultat, que la maladie rétrograde et que de la forme commune elle passe à la forme bénigne, faire en sorte au moins que dans cette forme commune, si la maladie y demeure, les accès soient plus rares et moins violents. On arrive à ce résultat par l'usage des alcalins, des eaux de Vichy surtout qui paraissent avoir dans ces cas une spécialité d'action, comme le dit M. Durand-Fardel : « Dans la goutte aiguë et régulière (*c'est la forme commune de la maladie*), le traitement thermal ne s'adresse donc point aux manifestations goutteuses, mais à l'état diathésique lui-même, dans le sens que j'ai développé plus haut (*c'est-à-dire comme régulateur des fonctions digestives, cutanée et urinaire*) Si l'expérience nous apprend qu'il ne parvient pas à détruire la diathèse, c'est-à-dire à guérir la goutte, nous savons cependant qu'il peut l'atténuer dans son principe, quel qu'il soit, en atténuer aussi les manifestations, mais lentement, graduellement, sans secousses, conditions nécessaires pour l'innocuité non moins que pour l'efficacité du traitement. » (*Traité thérapeutique des eaux minérales*, p. 482).

Il faut que le traitement hydrominéral ait lieu à une époque assez éloignée du dernier accès, sous peine de le voir reparaître et de compromettre le traitement.

Il faut que le traitement par les eaux alcalines soit très-minutieusement surveillé. Ce qui a fait du bien une année, deux années peut nuire beaucoup la troisième ou la quatrième année. Que de malades en font l'expérience à leurs dépens ! Les personnes qui, après des attaques répétées, conservent de l'empâtement dans les tissus voisins des articulations envahies par le mal doivent apporter la plus grande circonspection dans l'usage des eaux de Vichy. Il arrive parfois que le caractère purement sthénique de la goutte s'efface beaucoup, le caractère asthénique se rapproche et celui-ci est un des signes de la forme grave de la maladie.

3° *La forme grave*. — Les deux formes précédentes peuvent se terminer par cette troisième forme, à l'occasion de l'une ou de l'autre des circonstances que j'ai signalées, mauvaise hygiène, absence totale de soins thérapeutiques, traitement perturbateur ou traitement immodéré par les alcalins.

Tantôt alors, il y a répercussion de la goutte vers les organes internes, souvent vers les plus essentiels à la vie. Tantôt, d'articulaire qu'elle était, la goutte devient plus volontiers viscérale : il y a de la dyspepsie, de l'entéralgie, les dépôts d'urates continuent dans l'urine et autour des articulations qui se déforment et qui deviennent de plus en plus impropres aux mouvements. On voit des articulations qui n'ont point été atteintes pendant la période d'acuité de la forme commune devenir le siége de ces dépôts et se déformer à leur tour. L'œdème persiste, il augmente, les forces diminuent en proportion de ces infiltrations séreuses. Cette sérosité ne reste bientôt plus à l'état d'infiltration, elle s'amasse dans les cavités splanchniques, ainsi dans le péritoine.

L'hydropisie est le terme, elle est le phénomène pathologique ultime de cette forme grave de la goutte.

D'autres fois, la forme grave ne suit pas cette marche, elle n'est pas précédée d'une forme moins grave, de la forme bénigne ou de la forme commune. Elle peut débuter d'emblée et, en général, voici la marche qu'elle suit alors :

Il y a de loin en loin de la gravelle rouge, des urates, des douleurs lombaires, quelquefois des coliques néphrétiques, de loin en loin aussi, quelques fluxions articulaires, tantôt vives et habituellement au pied, au gros orteil surtout, tantôt presque indolentes, sans rougeur ni gonflement aigu, plus souvent alors aux mains. Les articulations perdent peu à peu la perfection de leurs mouvements, elles sont comme engourdies, gênées. Tels sont les phénomènes qui précèdent souvent une attaque violente de goutte viscérale, qui la précèdent quelquefois de beaucoup, de plusieurs années même. Cependant, il peut arriver qu'aucun phénomène de ce genre ne se soit montré quand apparaît tout à coup une attaque de goutte viscérale. Aussi, quand on voit, pour la première fois, un malade ainsi atteint, le diagnostic peut être difficile. Toutefois, il y a quelque chose qui doit guider, c'est le caractère un peu insolite, inusité de l'affection : de la dyspnée, des palpitations et des irrégularités dans le pouls sans lésion du cœur, de l'asthme sans gêne habituelle de la respiration durant les conditions climatériques qui en provoquent les accès, sans catarrhe pulmonaire, des cardialgies violentes non précédées de troubles habituels de la digestion stomacale, etc. On ne saurait trop s'éclairer des commémoratifs, on ne saurait trop rechercher quelque notion sur l'hérédité, sur le genre de vie, sur l'aspect et la nature des urines, sur la fréquence même de ces phénomènes dont on est appelé à apprécier la nature. Tout cela a une importance extrême, on ne peut le nier. Il faut alors du tact médical, ce tact qui se perfectionne sans doute, et qui se régularise par l'expérience, mais que celle-ci n'a jamais donné, tout entier du moins.

Mais je veux le diagnostic exact et la nature goutteuse de cette brusque et soudaine affection bien certaine. Que faire ? Encore aucun traitement perturbateur; se bien garder de l'emploi de ces agents thérapeutiques sur la valeur desquels on n'a d'autres renseignements que ceux qui résultent de la connaissance d'une action physiologique très-énergique. Ce n'est pas qu'il faille s'en tenir à l'expectation. Loin de là. Les soins sont même d'autant plus nécessaires que le viscère affecté est plus essentiel à la vie. L'on doit comprendre l'impossibilité de formuler une indication générale, car chaque cas particulier commande un traitement particulier, mais il y a cependant une règle à suivre, c'est de dégager le plus tôt possible, par les moyens ordinaires de la thérapeutique l'organe compromis par ce transport de la goutte sur lui, et d'employer ces moyens en dehors de toute considération de la nature pathologique de l'affection, ainsi les émollients, les antiphilogistiques locaux même, les dérivatifs à la peau et sur le tube digestif, quand ce n'est pas lui qui est atteint.

Puis vient le traitement qui n'est pas le moins important : faire la prophylaxie de cette variété de la forme grave de la goutte, éviter ces retours offensifs de la maladie, ramener, s'il est possible, la maladie de la forme grave à la forme commune. Il faut interroger le tempérament, la constitution, l'idiosyncrasie. Si le tempérament, souvent lymphatique-sanguin dans ces circonstances, incline à devenir plus nettement lympathique, il faut de suite remonter l'économie au point où elle doit être pour que la goutte normale, régulière, puisse évaluer et prendre son cours. Quelques bains en eau minérale chlorurée sodique sont très-utiles. A Salins, je conseille des bains en eau de la source, à 34° c. ; quelques douches chaudes sur les extrémités peuvent être très-avantageuses. Mais il faut que ce traitement soit fait à une époque encore assez éloignée de l'attaque de goutte sur les viscères, assez éloignée surtout pour qu'on ne puisse supposer que si l'on n'eût rien fait, la goutte ne se serait point transformée spontanément. Il sera toujours très-utile de prévenir les malades du but que l'on poursuit, afin qu'ils ne soient pas surpris de voir apparaître les accès de goutte de la forme commune. Ignorant le bénéfice que ce changement apporte en leur état, ils pourraient ne pas l'interprêter convenablement, parce qu'ils n'envisageraient que le mal nouveau dont ils seraient atteints.

Cette variété de la goutte viscérale n'est pas là seule que l'on observe dans la forme grave ; il y a encore cette variété dont j'ai parlé auparavant, celle qui résulte d'une médication alcaline intempestive, trop longtemps continuée ou qui, malgré des soins bien entendus, arrive spontanément à cet état *d'atonie* qui, mené plus loin, aboutit à la cachexie.

Les eaux minérales dont l'action reconstituante est bien prouvée ont des résultats excellents dans ces circonstances. On voit des malades revenir littéralement à la vie.

En cet état, je laisse tout à fait de côté les eaux sulfatées sodiques de Carlsbad. Leur action purgative éloigne de l'idée d'un remontement si promptement nécessaire, indispensable. Plusieurs points rapprochent ces eaux des eaux de Vichy. C'est assez l'opinion de M. Gans qui y exerce. M. Helfft a conseillé ces eaux de la Bohême dans la goutte avec complications du côté du ventre, avec hypocondrie, avec prédominance de gravelle ; il les a conseillées aussi chez ces sujets engourdis, dont la torpeur est en quelque sorte l'état normal, et qui ont de la tendance à l'obésité (1).

Les eaux chlorurées sodiques ont, contre la goutte atonique et contre la cachexie goutteuse, une valeur bien reconnue. M. Gergens, de Wiesbaden, vante leur action bienfaisante sur la santé générale, « car elles (*les eaux de Wiesbaden*) arrêtent les progrès de l'affection dans les articulations, elles y ramènent la mobilité

(1) M. Helfft, Handbuch der Balneotherapie, etc. Berlin, 1855, p. 275.

en favorisant la réabsorption des matériaux exsudés et calment les douleurs. Il serait dangereux, chez des sujets déjà affaiblis, de vouloir amener forcément une crise; leur état réclame, au contraire, l'emploi modéré des eaux thermales, avec des interruptions (1). »

L'opinion de M. Gergens sur l'efficacité des eaux chlorurées sodiques dans ces circonstantes est fortifiée du sentiment de son traducteur, M. Kaula, de M. Braunn, de M. Durand-Fardel, de M. Stœber, de MM. Trousseau et Lasègue.

Les eaux de Wiesbaden sont des eaux chlorurées sodiques faibles : elles contiennent 6 grammes, 8356 de chlorure de sodium et des traces de bromure de magnésium. Ce que peuvent faire les eaux de Wiesbaden, les eaux de Salins le peuvent faire également.

Déjà MM. Trousseau et Lasègue ont mentionné, à côté de Wiesbaden, des eaux chlorurées sodiques dont la minéralisation est à peu près analogue, Hombourg (2) et Kissengen (3). Ils ont aussi mentionné Kreuznach (4) ; mais toutes ces eaux minérales n'approchent pas de la minéralisation rencontrée à Salins (5). Il ne faut pas

---

(1) *Traité des eaux minérales du duché de Nassau*, traduit par M. Kaula, 1852, p. 122.

(2) Les eaux de *Hombourg* contiennent 10 gr. 306 de chlorure de sodium.

(3) Les eaux de *Kissengen* contiennent 5 gr. 8220 de chlorure de sodium et 0 gr. 0084 de bromure de sodium.

(4) Les eaux de *Kreuznach*, source Élise, renferment 9 gr. 4672 de chlorure de sodium et 0 gr. 0350 de bromure de magnésium.

(5) L'eau de la source de Salins contient 22 gr. 74515 de chlorure de sodium et 0 gr. 03065 de bromure de potassium, d'après la dernière analyse de M. Réveil. (Voir les *Etudes de chimie, de matière médicale et de thérapeutique sur les eaux minérales de Salins*, par MM. Réveil et Dumoulin, 1863, p. 29).

Il faut de plus remarquer que l'eau de la source de Salins renferme 16 gr. 92315 de chlorure de sodium de plus que Kissengen, 13 gr. 27595 de chlorure de sodium de plus que Kreuznach, 12 gr. 43915 de chlorure de sodium de plus que Hombourg. De plus encore, le bromure de potassium qu'elle renferme est, de tous les bromures, le seul qui soit fixe.

oublier en outre que, d'après un chimiste anglais, B. Jones, le chlorure de sodium aurait la propriété de tenir en dissolution dans les reins et dans la vessie l'urate d'ammoniaque et d'empêcher les précipités d'acide urique. « Cette observation, disent MM. Pétrequin et Socquet, à qui j'emprunte cette citation (*Traité des eaux minérales*, page 282), si elle se vérifiait entre les mains d'autres chimistes, semblerait expliquer en partie les bons effets que beaucoup d'auteurs attribuent aux eaux chlochydratées sodiques dans le traitement de la goutte. » Cette remarque est extrêmement importante. Il en résulterait que non-seulement dans les circonstances où se trouve le malade atteint de cachexie goutteuse, l'on pourrait provoquer une action reconstituante, mais encore que, sous l'influence du médicament, les dépôts d'urates dans les urines et autour des articulations cesseraient de se produire. La réabsorption des matériaux exsudés, comme le dit M. Gergens, en serait rendue plus facile.

L'expérience paraît confirmer ces indications théoriques.

Dans ces conditions de cachexie goutteuse, le traitement hydro-minéral de Salins doit être suivi avec beaucoup de circonspection. Voici comment je l'entends : bains d'eau de la source à 34°, 35° c., d'une demi-heure d'abord, puis de trois quarts d'heure, puis d'une heure de durée ; repos au lit après le bain ; matin et soir un demi-verre d'eau de la source, puis un verre, un verre et demi, matin et soir, se conformant dans l'usage interne du médicament à l'effet produit et à l'état de l'intestin du sujet. Le traitement, très-efficace et dont on peut attendre un excellent résultat, doit être long, prolongé. Il faut aller très-doucement, sans secousses. Je conseille même, dans ce but, de scinder le traitement en plusieurs séries de bains, cinq, six bains de suite, repos de deux ou trois jours, puis on recommence, et plusieurs fois on a recours à ces alternatives de bains et de repos. Je ne fais pas discontinuer l'eau en boisson. J'augmente peu à peu, s'il y a lieu, la minéralisation des bains; mais, dans ce cas, je ne la mène jamais très-haut. Sous l'influence de l'action reconstituante des eaux de Salins, la goutte se modifie, les infiltrations diminuent peu à peu et disparaissent, les concrétions périarticulaires s'effacent graduellement, les urines sont moins chargées d'urates, les mouvements sont plus libres, les forces reviennent. Je fais prendre ainsi trente à trente-deux bains en quarante-cinq jours environ. Après le traitement, je fais continuer l'usage interne de l'eau de la source pendant quelque temps, un verre ou deux par jour.

En général, pendant la première moitié du traitement, souvent pendant tout le traitement, je m'abstiens des douches. Il y a des malades dont l'état d'extrême faiblesse est un obstacle à leur administration. Plus tard, elles peuvent avoir leur utilité, mais il faut qu'elles ne fassent qu'aider au dégorgement périarticulaire; il serait dangereux qu'elles rappelassent un accès de goutte aiguë dans ces circonstances de profonde débilité, accès de goutte qui n'aurait pour base que l'excitation passagère et forcée déterminée par la douche au niveau d'une articulation. Ce retour à la forme commune de la maladie, s'il peut avoir lieu, doit se produire spontanément, je veux dire qu'il doit être le résultat de l'action reconstituante de l'eau minérale. Le traitement que j'indique, entrecoupé de temps de repos, outre qu'il n'impose pas au malade une sorte de fatigue obligée, qu'il ne pourrait supporter du reste, permet un examen plus minutieux. On se rend mieux compte des effets qui se produisent et l'on peut mieux suivre, en même temps que le *remontement* si nécessaire, ces signes du retour de la goutte à sa forme commune, signes d'abord incertains, puis peu à peu plus sensibles. Il y a un écueil : il ne faut pas dépasser le but. Comme je le disais à l'instant, une fluxion articulaire intense ne doit pas être l'effet direct du traitement, il faut que la constitution soit plus forte, plus remontée. Alors, la goutte a une tendance spontanée à reprendre son caractère sthénique et la fluxion articulaire ne doit procéder que de ce retour de la goutte à l'état sthénique, surtout dans ces conditions d'existence de la maladie.

En résumé, l'action reconstituante des eaux chlorurées sodiques de Salins a sa raison d'être et trouve son emploi :

1° Dans la forme bénigne de la goutte, quand, sous l'influence d'un tempérament primordialement lymphatique sanguin, le tempérament lymphatique vient à prendre une prépondérance qui peut entraîner sans transition cette forme bénigne de la maladie à une variété de la forme grave, sur le chemin de la cachexie.

2° Dans la forme grave de la goutte, que cette forme suive la forme commune, résultat spontané d'une évolution morbide ou résultat provoqué par des soins intempestifs, l'abus des alcalins, ou que cette forme grave débute d'emblée. Dans les deux cas, l'usage de l'eau de Salins est nécessaire, et il y a là une indication précise, que la théorie enseigne, que l'expérience confirme. Dans le premier cas, le *remontement* de l'organisme délabré est en quelque sorte le marchepied sur lequel s'appuie la forme grave de la goutte pour regagner les degrés descendus, pour revenir à la forme commune. Dans le second cas, les eaux chlorurées sodiques ont le bénéfice de ramener la goutte dans ses voies naturelles, normales, régulières, les fluxions articulaires et l'élimination des principes azotés sous forme d'urates. Plus tard, on soignera cette goutte redevenue régulière. L'irrégularité lui imposait un cachet de gravité.

Mieux vaut, dirai-je, pour le présent quelquefois, pour l'avenir toujours, une fluxion articulaire goutteuse qu'une cardialgie de même nature pathologique, qui va se transformer bientôt en dyspnée, bientôt en autre chose et qui pourra tout d'un coup compromettre un organe essentiel à la vie.

3° DANS LE SCORBUT.

Le scorbut devient de plus en plus rare. Cela tient certainement à une meilleure hygiène. Rochoux disait en 1827 : « De nos jours, on voit de plus en plus diminuer la fréquence du scorbut. Sans parler des voyages maritimes, qui, comme ceux de Cook, de La Peyrouse, du capitaine Frécinet et autres, durent deux ou trois ans sans présenter un seul cas de scorbut, il disparaît encore des villes où il semblait avoir pour toujours fixé sa demeure. Par exemple, Strasbourg n'en est presque plus atteint, tandis qu'autrefois il y était d'une fréquence alarmante. Il diminue aussi à Paris ; il diminue même dans les prisons : ce qui est une preuve incontestable des améliorations que l'hygiène a éprouvées dans ces derniers temps (1). » Depuis, que de progrès en hygiène publique et en hygiène privée ! Dans les conditions mêmes où cette maladie a le plus de tendance à

---

(1) *Dictionnaire de médecine*, en 21 vol., t. XIX, article *Scorbut*.

se développer, on ne l'observe plus que rarement, ainsi chez les mineurs, grâce à l'aération des galeries et au temps limité que les ouvriers passent dans les énormes profondeurs où ils travaillent. Autrefois, et surtout à l'époque où le travail dans les mines était un supplice, le scorbut tuait une quantité des malheureux condamnés à ce triste sort. Ramazzini, dans son *Traité des maladies des artisans,* nous en a laissé un triste tableau. « Les maladies auxquelles sont sujets ces ouvriers sont ordinairement l'asthme, la phthisie, l'apoplexie, la paralysie, la *cachexie l'enflure des pieds, la chute des dents, les ulcères des gencives*, les douleurs et les tremblements des membres » (1). Dans cette description, il est aisé de reconnaître les affections du scorbut.

Aujourd'hui, il est presque rare, du moins dans nos pays à civilisation avancée, d'observer le scorbut, tant le scorbut de mer que le scorbut de terre. Toutefois, cette maladie se montre encore, et parfois dans des conditions d'existence qui semblent tout à fait incompatibles avec elles. Dans ces cas, où les recherches d'une cause purement matérielle, comme la mauvaise qualité des *ingesta*, comme les mauvaises conditions des *circumfusa*, sont tout à fait négatives, il faut habituellement trouver la cause dans des chagrins prolongés, dans une atteinte profonde aux facultés affectives Plusieurs des auteurs ont d'ailleurs noté cet ordre de causes.

D'autre part, si l'on envisage deux faits importants : 1° Que l'altération du sang est la lésion principale du scorbut, lésion de premier ordre et caractéristique ; 2° que l'usage du chlorure de sodium en quantité mo-

---

(2) *Traité des maladies des artisans de Ramazzini*, par Patissier, 1822, p. 10.

dérée augmente les forces et entretient la santé, que l'usage immodéré de ce sel produit des résultats inverses et une apparence scorbutique, l'on est autorisé à croire que l'emploi bien entendu des eaux bromo-chlorurées sodiques peut rendre des services dans le scorbut.

Examinons sommairement chacun de ces faits.

L'altération du sang dans cette maladie est profonde, considérable et elle a pour résultats des désordres, répandus dans toute l'économie dans tous les tissus, au point de trouver les épiphyses décollées par une hémorrhagie interstitielle, comme l'a observé *Lind*. les cartilages séparés des côtes, le cal des anciennes fractures rompu et ramolli dans le sang épanché sous le périoste.

Les hémorrhagies en tous les points du corps, jusque dans le tissu spongieux des os, l'engorgement des viscères du ventre, du foie et de la rate, par une énorme quantité de sang qui rend le tissu de ces organes friable et diffluent, les épanchements sanguins à la surface des muqueuses et des séreuses, dans les cavités closes, la plèvre, le péritoine, les synoviales articulaires, dans le tissu cellulaire sous cutané, dans les muscles, dans l'épaisseur même de la peau, etc., tout démontre sur le cadavre une altération du sang. Mais cette altération s'est-elle produite *post mortem* ou a-t-elle existé sur le vivant? Elle est évidemment antérieure à la mort. M. le professeur Andral, le premier, par ses belles et remarquables recherches sur le sang, a fixé la nature de cette altération ; mais, avant lui, elle était sinon bien connue, du moins comprise et pressentie. « Pour quiconque cherche de bonne foi, dit Rochoux (1), à remonter à la source des désordres qui viennent d'être énumérés, il est im-

---

(1) *Dictionnaire*, en 21 vol., en 21 vol., t. XIX, p. 176.

possible de ne pas les considérer comme l'effet d'une altération profonde dans la proposition chimique du sang, ce que les symptômes observés pendant la vie indiquaient déjà d'une manière certaine. On peut dès-lors aussi s'en convaincre quand on est forcé, par quelque motif pressant, de recourir à la saignée. Toujours, dans ce cas, le sang reste fluide, dissous, se prend difficilement en caillot, comme l'ont vu presque tous les médecins, à moins qu'il n'existe une complication inflammatoire, circonstance qui, même alors, le fait se recouvrir de couenne inflammatoire, comme l'ont observé MM. Parmentier et Déyeux (*Mém. sur le sang*), et M. Richerand (*Nos. chir.*) en 1804.

« Entraînés par les conséquences nécessaires de ces faits, tous les auteurs, à peu près, ont admis l'altération du sang dans le scorbut. M. Broussais ne l'a pas moins reconnu qu'un autre ; seulement, il n'a pu se défendre d'un tort qu'avait déjà eu Boërhaave. Ce médecin assurait sérieusement que le sang était tout à la fois épaissi et en même temps dissous par un principe âcre ou alcalin ; le réformateur de la médecine française a cru pouvoir préciser le siége de l'altération en disant qu'elle frappait principalement sur la fibrine et la gélatine. (*Examen* p. 579).

« Je me contenterai de faire remarquer que toute assertion au delà de celle qui constate une altération quelconque du ssng ne peut, dans la manière rigoureuse dont on étudie maintenant les maladies, être admise qu'après avoir été constatée par des analyses chimiques. et non sur des inductions plus ou moins probables. Jusqu'ici, le fait d'un changement très-notable dans la composition du sang est donc la seule chose qui soit rigoureusement démontrée. »

Rochoux avait raison. On ne saurait pousser trop loin, quand il s'agit d'avoir une notion parfaite des lésions, les recherches d'anatomie pathologique. Il résulte des observations de M. Andral (1), de MM. Fauvel, Becquerel et Rodier (2) que l'altération la plus constante du sang porte sur la proportion des globules. L'analyse du sang de six scorbutiques a fourni les résultats suivants : chez quatre d'entre eux, la fibrine était augmentée sensiblement ; chez les deux autres, elle était au chiffre normal (3). Au contraire, les globules étaient beaucoup diminués, et le sérum était moins dense.

Telle est l'altération du sang chez les scorbutiques. C'est une altération spéciale, car, dans l'anémie où le chiffre des globules descend beaucoup, de 127 (chiffre physiologique), à 60, 50, 27 et même 21, d'après MM. Andral et Gavarret, le chiffre 3 de la fibrine n'éprouve aucune modification, non plus que l'albumine et les autres principes solides du sang. Dans le scorbut, au contraire, il y a généralement augmentation de la fibrine et moindre proportion de l'albumine dans la sérosité, d'après les analyses de MM. Becquerel et Rodier. Quant à l'état couenneux du sang, en dehors de toute affection inflammatoire, ce qui m'a été permis de voir une fois,

(1) *Union médicale*, année 1847, p. 329.

(2) *Archives de médecine*, n° du 1er juillet 1847.

(3) Le chiffre 3, pour 1000, admis pendant longtemps, a été reconnu trop élevé par MM. Andral, Becquerel et Rodier eux-mêmes, qui l'avaient d'abord adopté. Chez les hommes bien portants, le sang tiré de la veine du bras donne une quantité de fibrine variable entre 1,90 et 2,80 pour 1000.

Il est utile de dire en passant que la plasticité du sang n'est pas due à la fibrine, comme on l'a cru longtemps, car dans le scorbut, le sang est loin d'être plastique il est diffluent, et cependant il y a augmentation dans la quantité de la fibrine, ou tout au moins celle-ci reste à l'état normal. Ainsi, la moyenne du chiffre étant 2,20 à 2,80, suivant MM. Andral, Becquerel et Rodier, les chiffres observés dans les cas de scorbut ont été 2,20, 2,60, 3, 3,60, 4,10, 4,42.

cela ne signifie rien au point de vue de l'existence de la lésion du sang. La couenne se forme déjà dans l'anémie, où la fibrine reste à son chiffre normal, parce que le chiffre 3, en raison de la diminution constante des globules, représente une *augmentation relative de la fibrine* (1). Raison de plus pour observer le sang couenneux dans le scorbut, où la fibrine est généralement augmentée.

En résumé, la diminution des globules du sang dans le scorbut est le phénomène important, le phénomène le plus saillant de l'altération de ce fluide nourricier.

Si l'on rapproche ce fait d'altération toute spéciale du sang des notions exactes que l'on a aujourd'hui de l'action du chlorure de sodium sur le sang, on est amené à déduire que les eaux chlorurées sodiques peuvent, dans cette circonstance et dans une limite donnée, favoriser le retour à la santé en tendant à ramener le chiffre des globules à ce qu'il doit être normalement. **127.** J'ai déjà rappelé plus haut les expériences analytiques de M. Poggiale. Il a analysé le sang avant l'usage du chlorure de sodium et après l'usage de ce sel, celui-ci administré pendant trois mois à la dose de 10 grammes par jour. Il y eut augmentation des globules, des sels et principes extractifs du sang. Les globules, de 130,09, passèrent à 143 ; les sels et principes extractifs, de 9,33, passèrent

(1) Je veux dire dans l'anémie dont l'évolution est lente, celle que l'on connait généralement, que l'on observe dans la chloro-anémie ; car, lorsque l'anémie a lieu par suite d'hémorrhagies, l'individu devenant exsangue assez rapidement, les choses se passent autrement. Sauf le sérum, tous les éléments du sang sont diminués, la fibrine comme les globules. Le sérum seul est augmenté, quelquefois considérablement. De sa moyenne, 790, il peut atteindre le chiffre de 915. Combien alors il reste peu pour les autres éléments du sang ! Prout a vu quelquefois surnager à la surface du sérum de la matière grasse ; d'après M. Hall, ce serait la graisse même entraîné dans la circulation.

à 11,84. « En comparant les chiffres de ces deux analyses du sang, avant et après l'usage du sel marin, disent MM. Pétrequin et Socquet (1), l'on remarque : 1° Une augmentation notable des globules sanguins et une diminution proportionnelle dans le chiffre de l'albumine : 2° un accroissement dans la quantité des sels contenus dans le sang, et principalement du sel marin.

» Ce résultat, vraiment remarquable, de l'augmentation des globules sanguins par l'usage de ce sel, pourrait-il rendre compte du succès que plusieurs médecins annoncent avoir obtenu dans la chlorose, par l'administration des eaux chlorhydratées sodiques ? »

Tel est le fait expérimental. Si on le rapproche des remarques de MM. Boussingault, Guérard, Herpin. remarques que j'ai déjà mentionnées sur les heureux effets du chlorure de sodium administré à doses modérées, on est amené encore une fois à conclure que dans une maladie comme le scorbut où la diminution des globules est si sensible, l'usage des eaux qui renferment ce sel ne peut que combattre avantageusement cette importante lésion de la maladie.

J'ai dit toutefois qu'il y avait une limite, et la chose est vraie.

Les auteurs, qui ont loué le plus vivement le chlorure de sodium pour ses qualités bienfaisantes, parce qu'il active et qu'il augmente la nutrition, n'ont pas manqué de dire que, donné à trop hautes doses ou continué trop longtemps, il influence désavantageusement tous les systèmes *et il fait tomber les sujets dans un état scorbutique*. Ces effets pernicieux sont en effet très-connus et ils sont pour moi une preuve de plus de cette vérité, que

---

(1) *Traité des Eaux minérales*, p. 282.

je soutiens depuis longtemps, que les doses convenables font une partie du succès des meilleurs médicaments, et, qu'au delà de ces doses, ce n'est plus la maladie que l'on touche, c'est l'organisme. On laisse souvent ainsi de côté un effet thérapeutique qui aurait pu avoir une grande utilité. On provoque une pertubation. C'est ce que l'on amène avec les doses exagérées de chlorure de sodium. Je n'ai à rapprocher de ces données expérimentales qu'un seul fait clinique de cachexie scorbutique. L'individu affecté avait beaucoup voyagé sur mer et sur terre ; il avait le scorbut depuis plusieurs mois. Lorsque je le vis, de bons soins et une meilleure hygiène avaient déjà beaucoup modifié sa maladie, mais il lui restait une faiblesse extrême et plus que de l'œdème, car outre l'infiltration du tissu cellulaire des membres inférieurs, il y avait aussi une certaine quantité d'eau dans le péritoine. De temps en temps reparaissaient des ecchymoses, et celles-ci se produisaient à la moindre pression. La face était pâle, les joues et les paupières œdématiées. Cependant il y avait déjà, paraît-il, de l'amélioration. Je prescrivis des bains deau de la source de Salins, d'une heure de durée, à 35° c., un verre de cette eau chaque matin, puis deux verres chaque jour, un le matin, l'autre le soir. Une amélioration rapide, plus rapide qu'on ne l'observe habituellement, fut la conséquence de ce traitement. Le malade prit trente bains dans l'espace de quarante deux jours. Au vingtième bain, je fis ajouter 5 litres d'eaux-mères et les dix derniers bains furent pris à cette dose, ce qui faisait, pour les deux éléments principaux ; chlorure de sodium 5 kil. 275 gr. 50425, bromure de potassium 20 gr. 18675. C'est le maximum de minéralisation que j'aie employé dans ce cas. Je conseillai de continuer pendant quelque temps encore l'usage interne de l'eau de la source, à la dose d'un verre. J'ai lieu de penser que la grande amélioration que j'ai constatée s'est soutenue et qu'elle est devenue guérison.

J'ai la conviction, que je désire voir partager, que le traitement du scorbut par les eaux chlorurées sodiques, dans une certaine mesure, et dans le but de ramener les globules à leur chiffre normal, peut-être éminemment utile. Ce traitement doit être continué un peu de temps, et surtout il doit être très-modéré, quant à la minéralisation des bains.

4° DANS LE RACHITISME.

L'histoire de cette maladie, très-imparfaite encore à quelques points de vue, est toute nouvelle. Le traité du rachitisme de Portal, et c'est tout près de nous, cela ne date que du siècle, étonne, tant il est confus. En admettant des causes vénériennes, scrophuleuses, scorbutiques, rhumatismales du rachitisme, il faisait presque de celui-ci un symptôme de chacune de ces maladies. Il confondait par exemple le mal de Pott avec le rachitisme, et cependant son traité pouvait résumer ce qu'avaient fait avant lui Glisson, Cullen, Boërhaave, Van-Swiéten. Il faut arriver à notre époque contemporaine pour sortir un peu de cet affreux chaos .Il faut bien le dire : tout ce qu'on sait de précis sur le rachitisme est le résultat des recherches d'anatomie et de physiologie pathologiques. L'honneur en revient en grande partie à Guersent, à Rufz, à M. Jules Guérin.

Il y a encore un point important qui reste l'objet de controverses : c'est l'ostéomalacie. Il s'agit de savoir si ce ramollissement des os doit rentrer dans le cadre du rachitisme ou s'il doit ne point en faire partie.

L'ostéomalacie est une lésion plus spéciale, mais elle n'est qu'une lésion et elle ne constitue pas une maladie. Dans l'état actuel de la science, il me paraît plus sage d'en faire une forme de rachitisme, une variété de cette maladie constitutionnelle.

Il est indispensable, même pour légitimer l'usage des eaux chlorurées sodiques dans ces cas, de dire quelques mots de chacun de ces états du rachitisme.

Dans l'*ostéomalacie*, il s'opère, dit-on, une désorganisation complète dans les deux substances des os. D'après ces errements, la substance terreuse diminue de quantité dans des proportions énormes, et la substance organique s'en accroît d'autant relativement.

De là, cette disposition des os à se courber en divers sens, le squelette étant devenu mou et ayant perdu sa résistance primitive. Une explication plus complète est nécessaire.

Il y a, je ne dirai pas un arrêt dans le travail d'ossification, puisque l'ostéomalacie se montre en général à l'âge où les os ont acquis leur volume et leur solidité normales, mais il y a arrêt dans la nutrition du squelette. Il y a *désassimilation morbide*. Quant à la nature intime de cette désassimilation, elle réclame encore des recherches et il est difficile de s'en rendre compte. L'on ne peut guère en ce moment que constater des effets. C'est déjà beaucoup et l'on ne saurait trop se pénétrer de la valeur de ces travaux d'histologie pathologique pour la connaissance des lésions. Et bien, il est aujourd'hui prouvé par M. Ch. Robin que le tissu osseux, dans l'ostéomalacie, se résorbe de toutes pièces, mais il ne revient pas à l'état de cartilage. Ce serait contraire aux lois naturelles de l'ostéogénèse. L'on retrouve des ostéoplastes dans la substance osseuse qui forme encore chaque lamelle, chaque trabécule de l'os frappé de ce ramollissement. Seulement, la résorption a été assez considérable pour que cette substance offre une minceur et une souplesse telles que le sujet, l'affection ayant surtout pour siége les os longs, ne peut demeurer dans la position verticale sans que les os se tordent davantage. Ils ne peuvent supporter le poids du corps.

Ainsi, dans l'ostéomalacie, travail de désassimilation, arrêt du travail normal de la nutrition du squelette. Telle est la notion de physiologie pathologique.

Voyons comment les choses se passent dans le *rachitisme proprement dit*

Ici, la lésion sévit surtout chez l'enfant, même dès l'âge le plus tendre et il est plus rare de l'observer chez l'adulte. Cette affection surprend le système osseux, alors que l'ostéogénèse n'est pas complète ; elle constitue un arrêt dans le travail d'ossification.

Dans les deux cas, la désassilation d'une part, l'ossification étant terminée, l'erreur dans l'ossification d'autre part, l'ostéogénie étant en voie d'évolution, sont les résultats de troubles de la nutrition intime, interstitielle des tissus. On a fait beaucoup, mais il reste encore à faire. Il faut parfaitement élucider cette question et connaître la façon d'évoluer de ces lésions intéressantes.

Dans cette voie seulement, on pourra compter trouver le modificateur réel et spécial de ces troubles dans la nutrition.

Dans le rachitisme, ai-je dit, le travail d'ossification est interrompu. Voilà le fait saillant de physiologie pathologique. La reprise de ce travail est le mode de la guérison spontanée. L'on doit le solliciter et rechercher les moyens d'en amener l'évolution.

On a pu suivre, dans le rachitisme, le développement

des lésions depuis leur commencement jusqu'à leur fin. Ces belles recherches appartiennent en partie à MM. Rufz et Jules Guérin.

A une première période, *diminution de densité, raréfaction des os* Cet état terminal de la lésion osseuse est précédé d'un travail morbide tout particulier : épanchement de sang noir dans le canal médullaire, dans le tissu spongieux des épiphyses, sous le périoste et entre les lamelles du tissu compacte qui sont écartées. C'est le début. Plus tard, ce sang d'abord fluide, devient comme gélatineux et demi transparent, Ce sang épanché, arrivé à cet état, adhère alors aux surfaces contre lesquelles il épanché. L'os qui paraît avoir augmenté de volume présente déjà un commencement de raréfaction et l'augmentation du volume n'est qu'apparente. Le périoste très-épaissi et une couche de nature cartilagineuse sous-jacente en imposent pour le volume. Ces épaississements, qui recouvrent la substance osseuse raréfiée, ne sont que l'épanchement sanguin devenu plus tard gélatiniforme et ils expliquent, pour les os longs du moins, que des fractures chez des enfants rachitiques passent sans doute assez souvent inaperçues.

Ainsi donc, à une première période, diminution de densité, raréfaction des os. Ces lésions affectent surtout les os longs, mais cependant on les observe aussi dans les os plats et dans les os courts.

A une seconde période, partout où du sang a été épanché, mais surtout autour des épiphyses et vers la concavité des courbures naturelles des os longs, on trouve le tissu *spongoïde* (qui ressemble à une éponge). C'est M. J. Guérin qui lui a donné ce nom. Il est rougeâtre, élastique, réticulaire. Les os se courbent davantage, et les déformations atteignent leur summum.

Ainsi, à cette seconde période, le sang épanché durant la première phase de la maladie continue à se transformer en une substance en rapport avec les tissus où il s'est répandu, et cette substance va devenir, à une troisième période de la lésion, l'élément d'un travail réparateur.

A la troisième période, de deux choses l'une : ou la lésion marche encore en avant, ou elle tend à guérir par la transformation que je vais indiquer.

Dans le premier cas, le plus rare heureusement, ce tissu spongoïde envahit tout, les épiphyses et même toute la longueur de la diaphyse : il écarte les lamelles osseuses à tel point qu'il les isole et qu'il leur ôte leurs communications vasculaires. De là, leur destruction. C'est ce que M. Jules Guérin a appelé la *consomption rachitique*. A cet état, l'os n'existe plus, la substance osseuse y est si minime qu'elle est d'une extrême fragilité.

Dans le second cas, le tissu spongoïde, qui est la dernière transformation du sang épanché primitivement au début de la première période, ou bien se résorbe, ou bien, ce qui est plus fréquent, le travail d'ossification interrompu par le rachitisme, reprenant un cours anormal, ce tissu acquiert assez promptement plus de densité et les os recouvrent peu à peu leur solidité. Celle-ci s'accroît même beaucoup, au point que M. J. Guérin a donné le nom d'*éburnation* a ce retour de l'ossification. A ce moment, les déformations s'amendent un peu, elles disparaissent quelquefois, mais c'est rare. D'autres fois, elles sont trop considérables, trop acquises en quelque sorte pour se modifier, et malgré le retour à la santé, elles persistent toute la vie.

De l'exposé sommaire des lésions de l'*ostéomalacie* et du *rachitisme* résulte pour moi cette conclusion :

Que le travail de la désassimilation dans l'ostéomalacie, que l'arrêt du travail d'ossification dans le rachitisme sont deux faits du même ordre. Ils procèdent de troubles spéciaux de la nutrition.

Dans le premier cas, ces troubles de la nutrition frappent un squelette déjà formé, et ils tendent à le détruire par désassimilation.

Dans le second cas, ces troubles de la nutrition atteignent un squelette quelquefois à peine formé et ils apportent des désordres dans le travail d'ossification.

De là, des manifestations différentes dans des lésions qui procèdent toutefois d'une même source.

Dans ces conditions, sans contredit le point le plus important est de remédier à ces troubles de la nutrition qui provoquent des lésions aussi graves, et de combattre les effets de cette nutrition imparfaite, quand ils se sont produits.

Jusqu'à ce jour, il est difficile de répondre à la première indication d'une manière satisfaisante. Comme je l'ai dit, la nature intime de ces troubles de la nutrition nous échappe et le traitement général, curatif du rachitisme, est encore à trouver. Cependant, j'ai pu constater cliniquement l'heureuse influence des eaux chlorurées-sodiques. Elles activent les actes de la nutrition et, à ce titre, elles ont une action évidemment salutaire.

Je ne sais quel serait leur degré d'action contre l'ostéomalacie, lésion assez rare d'ailleurs ; mais contre le rachitisme proprement dit, elles paraissent, par le remontement qu'elles amènent, abréger la marche de la maladie. Elles peuvent être employées à toutes les périodes, mais si leur utilité est très-grande pour corroborer, pour faciliter la guérison de la lésion osseuse, la transformation du tissu spongoïde en tissu éburné, elle est bien plus grande encore dans la première et dans la seconde périodes, dans la première surtout. J'ai vu souvent, car le rachitisme est malheureusement assez commun, j'ai vu souvent, dis-je, des déformations s'arrêter et ne plus montrer cette tendance à se reproduire, quand les eaux manifestaient leur action sur les phénomènes de nutrition, ainsi quelque temps après leur emploi.

Le traitement consiste en bains graduellement minéralisés, commençant par des bains d'eaux de la source, pour terminer par des mains avec addition d'un certain nombre de litres d'eaux-mères, en rapport avec les forces du sujet, avec son âge, avec le degré et l'intensité de la maladie. J'ai trouvé de l'avantage à activer le traitement dans son dernier tiers. Je désire qu'il soit assez prolongé pour être mené doucement d'abord, pour ne pas procurer la moindre fatigue. Il doit durer trente jours environ. La troisième période du ratichisme passée, les os ayant repris leur solidité, il est utile, pendant plusieurs années, de soumettre le sujet à l'action reconstituante des eaux de Salins. Dans ces circonstances, je préfère aux bains de baignoire les bains de natation dans la piscine, bains chauds. L'exercice auquel on s'y livre est une gymnastique importante qui donne aux mouvements plus de liberté et qui aide au redressement des déformations, dans les cas toutefois où celles-ci sont encore curables. Concurremment, je fais administrer des douches chaudes à 36°, 38° c., soit le matin, le bain de natation étant pris dans la journée, soit immédiatement avant ce bain.

J'insiste beaucoup aussi sur l'usage interne de l'eau de la source ; un demi-verre matin et soir, à jeun, puis deux, trois, quatre, cinq demi-verres par jour. Cette boisson doit être continuée quelque temps après le traitement.

Il est bien entendu que ce traitement hydrominéral, traditionnel parmi les médecins de la Franche-Comté contre le rachitisme, serait sans effet sans doute, si une excellente hygiène n'était pas employée.

5° DANS LA CACHEXIE SYPHILITIQUE.

« Cachexiæ nomine intelligi solet ea dispositio corporis, quæ nutritionem ejus depravat per totum illius habitum simul. » (Boërhaave). Mais cette disposition du corps à dépraver sa nutrition, dans toutes ses parties à la fois, a des manifestations différentes, suivant la maladie qui provoque ce dérangement dans les fonctions de la vie (1). Van Swiéten, sans préciser les cas où se développe plutôt telle ou telle autre cachexie, nous apprend avec raison qu'il y a deux façons d'être cachectique (2). « Verum ad Par. 1169 monitum fuit, duplici modo malum corporis habitum, sive cachexiam, a bono corporis habitu, qui in sanitate adest, recedere. Vel enim sensim pereuntibus liquidis et solidis partibus corporis, nec restitutis per nutritionem, exsuccum contabescit corpus : tuncque multi medici maluerunt *atrophiam, marcorem, marasmum vocare aut et siccam tabem.* Vel econtrà turget corpus humoribus, sed crudis et a sanitate legibus omnino degenerantibus, tunc totus corporis habitus tumidulus est, simulque vitiosus color cutis externæ, uti

(1) C'est le sujet de ma thèse inaugurale, *De la Cachexie syphilithique*, 1848. Considérant la cachexie comme un symptôme, j'ai cherché à montrer les différences que présente cette réunion de symptômes dans la syphilis, dans la scrophule, dans le cancer, etc., et j'ai décrit la cachexie syphilitique.

(2) Il y a sans doute ces deux façons d'être cachectique, mais il ne faut pas les regarder et les décrire comme des individualités ; leurs caractères dépendent essentiellement de la maladie dont elles procèdent.

et reliqua signa adsunt, quæ Par. 1170 enumerata fuerunt, etc. » (Van Swiéten, *Commentaires*, t. III., p. 649). C'est à cette dernière forme que l'illustre commentateur de Boërhaave réserve plus volontiers le nom de cachexie. Déjà, avant lui, Fernel avait essayé d'établir une distinction entre le *tabem siccam* ou la consomption sèche (l'atrophie), et la cachexie proprement dite. Cette distinction, trop explicite certainement dans les termes où elle est faite par Van Swiéten et bien plus encore par Fernel (lib. 6, cap. 8, p. 150), est toutefois utile à conserver, car je trouve souvent réunis dans la cachexie syphilitique ces deux modes de consomption notés par les auteurs. Souvent on observe d'abord l'atrophie (*le tabes sicca*), et puis surviennent comme derniers symptômes et précurseurs d'une mort prochaine l'infiltration séreuse du tissu capillaire et les épanchements séreux en diverses parties, signes auxquels Van Swiéten et Fernel paraissent attacher une grande importance pour qualifier la cachexie.

Pendant un temps très-variable, le malade n'a encore souffert que de symptômes locaux ; rien n'est venu troubler l'harmonie des fonctions, quand, à l'occasion d'une cause quelconque, souvent inconnue, surviennent des symptômes anormaux ou irréguliers, comme les appelle très-bien Benj. Bell. Les premiers symptômes sont tantôt la perte de l'appétit, tantôt des insomnies rebelles: ce dernier symptôme est le plus fréquent ; il s'accompagne quelquefois de rêvasseries, parfois d'illusions et même d'hallucinations très-fugaces, comme je l'ai observé une fois chez un sujet mort de la syphilis à l'hôpital Necker en 1842 : l'autopsie a permis de constater l'intégrité des parois du crâne et du cerveau. L'intelligence demeure en général parfaitement intacte, la mémoire se conserve ; toutefois les malades sont tristes et très-abattus. En même temps que cette perte du sommeil, on observe des douleurs vagues dans tout le corps : ce ne sont plus les douleurs assez superficielles qui avoisinent souvent les articulations, douleurs qui ressemblent aux douleurs rhumatismales, et qui précèdent de très-près ou qui accompagnent les accidents secondaires proprement dits : ce ne sont pas non plus les douleurs ostéocopes qui prennent certains os comme siége de prédilection, fixées dans les points où se montrent bientôt les affections du périoste et des os. Les douleurs dont je veux parler ont un caractère à part ; elles sont vagues, erratiques ; elles reviennent accidentellement ; elles sont très-douloureuses, et elles se montrent surtout à la tête.

En même temps que l'insomnie, ou peu de temps après, survient du dégoût, l'appétit vient à manquer, le malade maigrit, ses forces l'abandonnent, le teint perd son éclat, la peau du visage est terne et plombée, les traits expriment l'anxiété. En raison de cette perte des forces, le moindre exercice devient fatigant. Enfin, après un laps de temps variable, suivant les individus, suivant la gravité de la maladie, les malades ne peuvent plus se soutenir, ils sont anémiques, et l'on trouve un bruit de souffle très-marqué au cœur et dans les vaisseaux du cou. On observe bientôt des troubles notables de la digestion ; l'haleine devient fétide, même en l'absence d'ulcères de la gorge. Il y a souvent des nausées, parfois des vomissements, de la diarrhée. Celle-ci arrive quelquefois, par suite des troubles de la nutrition, à être un véritable flux lientérique ; les aliments sortent tels que le malade les avait pris. Apparaît alors le symptôme le plus funeste de la cachexie syphilitique, la fièvre, d'abord erratique, revenant plusieurs fois dans la journée, avec des intervalles de petits frissons, puis continue ; la peau est chaude, sèche, la gorge est désséchée, la langue rouge et non humectée ; le pouls est faible est fréquent ; il y a des sueurs irrégulières, puis à mesure que le dépérissement fait des progrès, de grandes sueurs profuses. L'émaciation devient extrême et le malade arrive souvent, en assez peu de temps, au dernier degré de la fièvre hectique. Tel est le tableau le plus ordinaire de la cachexie syphilitique. Dans la plupart des cas, le malade arrive ainsi, et tout naturellement, sans accidents nouveaux, au terme fatal. Toutefois, la mort peut être amenée d'une autre manière, tantôt par une phlegmasie intercurrente, en général du poumon ou de la plèvre ; tantôt, surtout dans une des formes de la syphilis, la forme commune, par suite d'accidents déterminés par le siége des lésions, comme des exotoses intra-craniennes, des tumeurs gommeuses dans le parenchyme pulmonaire, etc.

On observe quelquefois aussi un autre phénomène, surtout dans la forme phagédénique, c'est l'anasarque. L'œdème se montre d'abord aux extrémités, puis des collections séreuses se forment dans les cavités splanchniques.

Tels sont les phénomènes de la cachexie, mais chaque forme de syphilis a quelques phénomènes qui lui sont particuliers, et d'ailleurs, l'évolution des accidents syphilitiques et l'enchaînement de ces phénomènes ultimes qui constituent la cachexie, sont différents suivant chaque forme de la maladie.

Dans la *forme commune de la syphilis*, les phénomènes de la cachexie syphilitique ne se montrent guère avant l'apparition des accidents tertiaires, et les plus ordinaires sont les suivants : l'insomnie, les douleurs dans les membres et à la tête surtout, l'abattement, la prostration des forces, l'amaigrissement porté souvent à un degré extrême, la sécheresse et la décoloration de la peau; celle-ci est terne, quelquefois légèrement jaunâtre. Les traits expriment plutôt la prostration que la douleur; enfin, les deux derniers phénomènes, je dirai même les phénomènes ultimes, sont la diarrhée, qui n'est pas constante et qui revient ordinairement par intervalles, puis la fièvre, d'abord irrégulièrement intermittente, ensuite continue.

Dans la *forme phagédénique de la syphilis*, la cachexie survient à une époque indéterminée de la durée de l'ulcère, et elle en suit pour ainsi dire la marche rémittente.

La rémittence est ici un caractère très-essentiel; en effet, on voit presque toujours l'ulcère faire des progrès pendant un certain temps, rester stationnaire, sans changement aucun, puis reprendre pour quelque temps encore sa marche envahissante et quelquefois, dans les cas les plus heureux, marcher vers la guérison sans durer trop longtemps. Et bien, la cachexie suit en quelque sorte la marche de l'ulcère; quand celui-ci demeure stationnaire, les progrès de la cachexie s'arrêtent aussi; quelquefois même il y a du mieux dans l'état général, mais cette amélioration fort légère n'est que d'une courte durée, car dès que l'ulcère s'étend davantage, la cachexie augmente aussi.

Cette cachexie est souvent très-longue, quoique ses phénomènes ne soient pas moins alarmants que ceux de la cachexie dans la forme commune. La fièvre revient de temps en temps d'une manière irrégulière. Cette fièvre et les troubles de la digestion sont, en général, les premiers phénomènes que l'on observe. La peau perd son éclat : pâle et décolorée d'abord, elle devient terreuse, à mesure que le mal fait des progrès. L'amaigrissement est rarement porté à un degré aussi grand que dans la forme commune. Le tissu cellulaire, à la face d'abord, en général, puis aux extrémités, s'infiltre de sérosité, surtout s'il y a eu des hémorrhagies à la surface de l'ulcère, ce qui arrive assez souvent.

Bientôt arrive la diarrhée qui achève d'épuiser les malades.

Quelquefois, l'on observe en dernier lieu une éruption pustuleuse qui ne guérit pas, et qui peut en avoir imposé pour une syphilide. Le malade, épuisé par la suppuration, quelquefois par des hémorrhagies répétées, par la diarrhée et par la fièvre, succombe enfin à ses souffrances ; mais, après un laps de temps très-indéterminé et souvent fort long Dans cette forme, il faut avouer que la cachexie, sans en être caractéristique, c'est-à-dire sans constituer précisément une individualité cachectique de la syphilis, est cependant assez intimement liée à l'ulcère ; car si celui-ci marche franchement vers la guérison, alors même que la constitution est profondément affaiblie, l'on peut voir le malade surmonter tous les obstacles et guérir. J'en ai vu un exemple remarquable à l'hôpital du Midi, en 1844, dans le service de Vidal (de Cassis), où j'étais alors interne.

Dans cette forme encore, l'on ne voit jamais arriver les phénomènes de la cachexie, à propos de lésions consécutives éparses çà et là, comme dans la forme commune. Une fois l'ulcère bien complétement cicatrisé, tout est terminé, et le malade est à l'abri de tout accident syphilitique ultérieur. Sans doute, il est très-possible de voir des malades ne point se relever d'une syphilis phagédinique, et même, celle-ci guérie, l'on peut observer le développement d'une phthisie ou de toute autre maladie, mais il n'y a là qu'un fait vulgaire et dont la syphilis phagédénique n'est que l'occasion.

Dans la *forme héréditaire de la syphilis*, la cachexie est plus fréquente que dans la syphilis commune et dans la syphilis phagédénique. Ici, les accidents primitifs manquent complétement, et l'enfant contaminé dans le sein de sa mère naît avec les phénomènes de la vérole confirmée. Dès sa naissance, cet enfant est souvent cachectique et il ne paraît jouir que d'une vie éphémère. Il ne vient au monde que pour souffrir pendant quelque temps et mourir bientôt dans le marasme le plus complet. Le plus souvent, les accidents de la syphilis n'existent pas au moment même de la naissance, et ils ne se montrent qu'une ou deux semaines après. Tantôt, lors de l'accouchement, l'enfant paraît jouir d'une assez bonne santé, tantôt, comme je viens de le [illegible], et c'est le cas le plus fréquent, il naît cachectique, ou il le devient fort peu de jours après. Quelquefois même, il meurt cachetique, avant que des plaques muqueuses et des ulcères disséminés sur le corps aient apparu. Bertin a insisté beaucoup sur ce fait. Chez l'enfant nouveau-né, les rapports avec le monde extérieur sont à peu près nuls ; ses cris seuls trahissent ses souffrances, et le médecin n'a, pour poser son diagnostic, que l'examen des lésions et le trouble des fonctions de la vie animale. Ordinairement, peu de temps après l'apparition des plaques muqueuses et des syphilides pustuleuses qui sont les accidents les plus communs chez le nouveau-né, celui-ci maigrit beaucoup en quelques jours, il a de la diarrhée, de la fièvre presque continue ; il crie sans cesse, il refuse le sein ; le sommeil est agité, interrompu par ses cris ; la peau se ride, devient sèche, terne, elle se couvre de petites plaques furfuracées ; l'enfant présente, en un mot, l'aspect de la décrépitude. Bertin, qui nous a laissé un *Traité de la maladie vénérienne chez les enfants nouveau-nés, les femmes enceintes et les nourrices*, dit avoir vu plusieurs fois une bouffissure générale et une tuméfaction du cuir chevelu. Dans des cas plus heureux, mais plus rares, l'enfant résiste davantage, il maigrit à peine et il n'a point de dévoiement : dans ces deux cas aussi, l'appétit se conserve, et même l'enfant semble très-avide du sein de sa mère. Quand la cachexie ne se développe point ou qu'elle est très-peu avancée, un traitement bien dirigé peut quelquefois sauver la vie du petit malade : mais ce traitement, ceci soit dit en passant, ne le met point à coup sûr à l'abri des récidives et des accidents tertiaires ; autrement, il n'arrête point à coup sûr la marche de la syphilis, et l'on peut voir plus tard se développer chez l'adolescent et même chez l'adulte des phénomènes secondaires et tertiaires qui reconnaissent pour point de départ une vérole héréditaire. Dans cette forme de la maladie l'on peut donc oberver la cachexie à deux époques, tantôt, et le plus souvent, au moment de la naissance, tantôt au contraire, plus tard, quand la syphilis, non entravée dans sa marche, nous offre ses tardives manifestations. Mais il faut noter que la syphilis, dans ces dernières circonstances, a une marche très-lente, et qu'elle est peut-être alors, à cette période de son évolution, moins grave que la forme commune. A ce moment de la vie et dans ces conditions pathogéniques, la cachexie est beaucoup plus rare.

Si l'on établit maintenant un parallèle entre ces trois cachexies, l'on verra qu'elles diffèrent par leurs phénomènes et par leur marche. Cette dernière est en rapport, pour chacune d'elles, avec la forme de la syphilis dans laquelle elle s'est développée.

Dans la forme commune, les phénomènes cachectiques dominent toute la symptomatologie : dès qu'ils apparaissent les accidents syphilitiques proprement dits se cachent, pour ainsi dire, et ils restent masqués. En peu de temps quelquefois, les malades arrivent au tombeau, épuisés par des excrétions multipliées, suppurations, diarrhées, sueurs, expectoration purulente. La fièvre continue est un dernier phénomène. Dans cette forme, la syphilis marche souvent d'une manière fatale, en quelque sorte irrésistible, vers une terminaison funeste : elle franchit rapidement ses périodes, sans être modifiée par les traitements, et elle aboutit à la cachexie. C'est ce que l'on observe chez des adolescents, chez les sujets dont le tempérament lymphatique domine, quelquefois chez les scrophuleux.

Dans la syphilis phagédénique, au contraire, l'ulcère est l'accident principal. Il constitue à lui seul toute la maladie, et les phénomènes qui l'accompagnent ont une marche rémittente comme lui. C'est dans cette forme que l'on observe la cachexie proprement dite de Fernel, caractérisée par la gêne de la respiration, les suffusions séreuses en diverses cavités, l'œdème du visage et des extrémités. Ce dernier phénomène ne s'observe, en général, qu'à la période très-avancée de la forme commune de la syphilis.

Dans la syphilis héréditaire, la cachexie est un phénomène fondamental : l'enfant est quelquefois cachectique dès sa naissance. Dépérissement rapide, couleur terne de la peau, exfoliation de l'épiderme, flaccidité des membres, œdème, diarrhée, fièvre, tels sont les éléments de cette décrépitude prématurée, qui donne à l'enfant l'aspect d'un petit vieillard. A un degré avancé, aucun traitement n'a d'influence.

Dans ces trois variétés de la cachexie syphilitique, un phénomène domine, c'est la débilité et, sous ce rapport, ce symptôme est une indication en thérapeutique. Et cependant, c'est une indication qui laisse encore beaucoup de vague dans l'esprit. Elle se résume en cette formule qui résulte tout naturellement du point où est arrivée la maladie : *soutenir les forces*. Quant à une indication spéciale, la cachexie, prise dans le sens adopté par Boërhaave, n'en présente aucune. Il faut préciser davantage. Il y a sans doute de l'analogie entre les autres cachexies et la cachexie syphilitique, et leur histoire comparative serait intéressante, mais elle ne peut être faite en dehors des maladies dont elles sont parties intégrantes, pour ainsi dire. D'ailleurs, l'étude des dernières phases de plusieurs de ces maladies n'est point achevée, et quand elle le sera, sans doute ne s'arrêtera-t-on plus en chemin et ne voudra-t-on plus confondre sous cette vague dénomination de fièvre hectique leurs derniers symptômes qui, s'ils ont une physionomie à peu près semblable, diffèrent au moins par leur marche et quelquefois par leur traitement.

Ainsi, je ne voudrais pas conseiller les eaux de Salins dans la cachexie cancéreuse, et je les prescris avec beaucoup d'utilité dans plusieurs cachexies, en particulier dans la cachexie syphilitique qui nous occupe en ce moment.

J'ai soigné à Salins, avec succès plusieurs cas de cachexie de cette nature, procédant de la forme commune de la maladie. Chez cinq malades, il y avait sur les membres inférieurs des grosses pustules d'ecthyma. Chez l'un d'eux, les pustules étant très-rapprochées, les croûtes tombées, il était resté un ulcère de mauvaise apparence, à bords calleux, qui durait depuis très-longtemps, plus de six mois. Chez tous, mais surtout chez ce dernier, la débilité était très-grande. Tous étaient des sujets entre trente et quarante-cinq ans. Aucun d'eux n'avait les apparences de ce tempérament lymphatique exagéré dont j'ai parlé, comme d'une cause occasionnelle de cachexie.

J'ai donné des soins à un enfant de trois ans, indemne à ce moment de toute manifestation morbide. Il avait eu, à sa naissance, la syphilis héréditaire. A trois ans, il n'était que profondément lymphatique. L'on conçoit de quelle utilité pouvait être pour lui, à titre de prophylactique, un traitement reconstituant.

Je n'ai pas soigné à Salins la forme phagédémique de la maladie, et j'en ai regret, car je crois que l'ulcère, si j'en juge par les propriétés éminemment cicatrisantes de ces eaux, et par les bons résultats que j'ai plusieurs fois obtenus contre le *lupus exedens*, pourrait trouver un puissant modificateur dans ces eaux chlorurées sodiques. Or, modifier l'ulcère, c'est, je l'ai dit, modifier aussi la cachexie qui suit l'ulcère dans toutes ses rémittences.

Sous l'influence des eaux de Salins, l'amélioration s'est faite assez promptement. Cependant, je conseille un traitement très-prolongé, six semaines, deux mois, de manière à prendre trente-cinq à quarante bains, par séries de huit ou dix séparées par quelques jours de repos. Les premiers bains doivent être peu minéralisés, des bains d'eau de la source. On doit régler le degré de minéralisation sur les effets qui se produisent. Il faut que les ulcères, s'il y en a, se cicatrisent peu à peu, sans éclat, sans secousse. Il faut que les fonctions digestives reviennent à leur type normal.

En même temps, je donne de l'eau de la source en boisson, par demi verre, deux, trois, quatre chaque jour, toujours à jeun. J'en règle l'emploi, au début surtout, d'après l'état de l'intestin. Mais, à ce sujet, j'ai observé un fait remarquable Cette eau m'a paru si bien convenir et agir sans doute à la façon des médicaments dits ***altérants*** que, chez aucun de mes cinq malades, je n'ai réveillé le phénomène diarrhée. Ainsi, l'ingestion de l'eau de la source n'a pas produit de phénomène physiologique. Suivant moi, dans ces conditions, elle touche la maladie sans toucher le malade (1).

L'administration de l'eau en boisson doit être continuée longtemps, quelques mois.

Je dois, avant de terminer, insister sur une règle très-importante, à laquelle les malades doivent se soumettre, celle-ci : quant aux accidents syphilitiques proprement dits succèdent les phénomènes de la consomption, les agents thérapeutiques antisyphilitiques, comme le mercure, l'or, les sudorifiques, l'iodure de potassium, n'ont plus d'action curative, et les effets de plusieurs de ces remèdes peuvent être désastreux. Il faut au plus vite cesser tout traitement, combattre la cachexie et plus tard, la maladie revenue dans ses voies naturelles, évoluant en quelque sorte sur un fond meilleur, sur une constitution moins délabrée, pourra être traitée par les agents qui ont en effet contre elle une véritable spécialité d'action. Et d'ailleurs, à ce moment, après que l'organisme aura subi l'action reconstituante des eaux de Salins, la maladie aura perdu de sa gravité.

6° DANS LA CACHEXIE PALUDÉENNE.

Cette terminaison des fièvres intermittentes n'est pas

---

(1) C'est la thèse que j'ai développée dans ma communication à la Société d'hydrologie médicale : Quelques considérations sur l'expérimentation des eaux minérales sur l'homme sain. (*Annales de la Société d'hydrologie médicale de Paris*, 1861-1862.)

rare. On l'observe assez souvent. Il y a encore en France des provinces où la fièvre intermittente est endémique et où elle sévit si violemment et d'une manière si continue sur certains sujets que ceux-ci voient peu à peu leurs forces diminuer, leur constitution s'affaiblir ; ils tombent dans le marasme. En Afrique, l'on trouve des fièvres intermittentes d'aussi dangereuse nature.

Ce qui m'importe ici, ce n'est pas d'envisager et de discuter les conditions d'évolution de cette cachexie : il me faudrait entrer dans trop de détails, parler du type de la fièvre, de la fréquence, de la durée de ses accès, etc. Ce qui m'importe, c'est de caractériser la cachexie paludéenne : très-rarement après une fièvre intermittente, le plus souvent après plusieurs attaques de cette maladie, surtout quand celle-ci est contractée dans les lieux où elle est endémique et quand le sujet reste longtemps exposé à ses atteintes, apparaissent certains phénomènes qui prouvent que l'organisme est profondément lésé et qui semblent accuser, en apparence du moins, des troubles importants dans la composition du sang. La peau est pâle, décolorée, la chaleur animale est abaissée, les fonctions languissent, le pouls est petit et ralenti, le système musculaire n'a pas sa résistance accoutumée, il y a de la prostration, parfois de l'œdème aux membres inférieurs, quelquefois plus, de l'anasarque. Souvent, on trouve en même temps la rate engorgée et, dans les cas plus graves, un commencement d'ascite. Il y a, comme le dit M. Durand Fardel, prédominance séreuse et défibrination du sang.

En cet état, il est très-important de recourir aux eaux dont l'action est reconstituante.

Il ne s'agit plus précisément de la fièvre intermittente et des engorgements qu'elle laisse après elle, quand elle est invétérée ; il s'agit de cette lésion nouvelle qui détruit l'harmonie des fonctions par les changements qu'elle apporte dans la composition chimique du fluide nourricier. Cette altération du sang est grave ; elle est analogue (quant à la défibrination) à ce que l'on observe dans les fièvres continues de mauvais caractère. Aussi, imprime-t-elle à la cachexie paludéenne un degré de gravité que l'on aurait tort de méconnaître. En effet, il ne faut apporter aucun retard au traitement, car il y a danger, et quelquefois danger assez prompt. Si la cachexie paludéenne est méconnue, ce qui est assez difficile, ou si l'on n'y apporte aucun soin, les malades tombent dans un marasme dont il est très difficile de les tirer.

Plusieurs sources minérales réclament le bénéfice de guérir les fièvres intermittentes et la cachexie paludéenne. Ce sont les eaux qui renferment de l'arsenic. Je crois qu'il y a sur ce sujet une grande confusion dans les assertions nombreuses et passablement contradictoires qui se sont produites.

En l'état actuel de la science, il n'est pas prouvé que la fièvre intermittente, en tant que fièvre d'accès, guérisse seulement et uniquement par l'ingestion de plusieurs verres d'eau minérale, encore moins par le bain. Si, comme l'affirment des confrères, des fièvres intermittentes ont eu leurs accès coupés à ces eaux arsénicales, il faut surtout tenir compte du changement de lieu. Les malades ont dû quitter en effet l'endroit où ils avaient pris la fièvre pour venir près de la source bienfaisante. C'est peut être pour ce seul et dernier motif que certaines eaux ont la réputation d'être fébrifuges, ainsi Encausse dans la Haute-Garonne, ainsi Campagne dans l'Aude.

Quant à guérir la cachexie paludéenne, celles qui y réussissent complètement n'arrivent point à ce résultat à l'aide de l'arsenic qu'elles renferment. Autrement dit, ce n'est pas la quantité très-minime d'arsenic contenue dans ces eaux qui guérit aisément cette cachexie pour ce motif qu'elle procède de la fièvre intermittente, et que l'arsenic a la réputation de guérir la fièvre intermittente.

Tout cela est très-hypothétique, et puis, d'autre part, sans trop insister sur ce fait que ces eaux arsénicales sont, les unes salines, comme La Bourboule, les autres ferrugineuses, comme la source Lardy à Vichy, Campagne, Cransac, Orezza, d'autres enfin, à la fois salines et ferrugineuses comme Encausse (1), il faut se rappeler que les eaux valent surtout par l'ensemble de leurs éléments et non par un de ceux-ci pris isolément.

Je crois que le point principal, c'est l'action reconstituante et je suis persuadé, d'accord en cela avec le plus grand nombre : 1° Que dans les observations de fièvres intermittentes prétenduement guéries par ces eaux minérales, il s'agissait surtout de fièvres anciennes, invétérées, avec commencement de cachexie ; 2° Que cette cachexie a guéri dans ces cas et qu'elle guérit habituellement à l'aide d'une action reconstituante.

Qu'on le remarque bien : je ne veux pas nier l'heureuse influence de certaines eaux ferrugineuses contre la cachexie paludéenne ; mais je veux dire que cette influence ne s'exerce que par une action reconstituante qui n'est pas seulement réservée à ces eaux ferrugineuses, mais que possèdent à un haut degré les eaux chlorurées sodiques, en particulier Salins.

Il faut se rappeler cette expérience analytique de

---

(1) Les eaux salines sulfatées d'Encausse renferment des traces importantes d'oxyde de fer et de manganèse.

M. Poggiale, sur laquelle j'ai déjà appelé l'attention. Il a analysé le sang d'un individu auquel il avait donné pendant trois mois 10 grammes de chlorure de sodium par jour ; il avait d'ailleurs examiné le sang avant l'expérience. A sa seconde analyse, il trouva ***moins d'eau***, plus de globules ai-je déjà dit, ***plus de fibrine***. Le chiffre de l'eau, de 779 gr. 92 était arrivé à 767 gr. 60. Le chiffre de la fibrine avait un peu augmenté ; de 2 gr. 10, il était arrivé à 2 gr. 25.

Le chlorure de sodium, chimiquement parlant, s'adapte donc parfaitement dans l'ordre des faits de l'analyse à combattre la défibrination du sang. Quant aux eaux qui en renferment, leur action reconstituante est parfaitement prouvée et elle trouve sa place dans le traitement de la cachexie paludéenne. Mais ce n'est point une application nouvelle des eaux chlorurées sodiques que je préconise. L'expérience a démontré depuis longtemps les avantages que l'on retire de leur emploi dans ces circonstances, en France et en Allemagne.

A Salins, j'ai donné des soins à un assez grand nombre de sujets atteints antérieurement de fièvres intermittentes dont la guérison définitive s'était fait attendre beaucoup, sans doute en raison de conditions climatériques défavorables. Il leur restait de la faiblesse, un allanguissement remarquable de toutes les fonctions, rien de plus, point d'œme. Les accès étaient parfaitement éteints, et chez aucun d'eux le traitement hydrominéral n'en ramena le retour.

Celui-ci consista en bains graduellement minéralisés et en eau de la source en boisson. Chez plusieurs, je diminuai peu à peu la température et en même temps la durée du bain, et je soumis, comme complément de traitement, les malades à l'hydrothérapie, à des douches en pluie, suivies de frictions à la peau. J'obtins d'excellents résultats. Tous ces malades prévenaient, par un traitement fait à temps, la cachexie paludéenne qui allait évoluer. Mais j'ai soigné aussi deux cachexies paludéennes bien complètes : anéantissement, prostration, pâleur de la peau, inappétence, dyspnée, œdème des extrémités, engorgement de la rate. L'un de ces malades était un cultivateur du Jura, jeune homme de vingt-quatre ans. Après avoir pris vingt-six bains, il était beaucoup mieux, mais il était obligé de retourner dans le lieu où il avait pris la fièvre intermittente et où elle est souvent endémique. Il est fort à craindre qu'une rechute ait suivi ce retour à de mauvaises conditions hygiéniques. L'autre malade, ancien négociant en Afrique, avait contracté la fièvre intermittente dans ce pays, et malgré des voyages assez fréquents sur les côtes de la France, à chaque retour en Afrique, les fièvres reprenaient le dessus. Le type quarte avait toujours dominé. Dans ces circonstances, il arriva à un état de cachexie grave. Des affaires l'appelèrent dans le Jura, et il trouva sa guérison complète à Salins. Je sais que, contrairement aux avis que je lui donnais, il était obligé de retourner en Afrique.

Chez ces deux malades, il s'est produit un fait qui arrive souvent. Les premiers bains ont réveillé des accès de fièvre, et ces bains étaient cependant peu minéralisés. Le bain, l'immersion dans l'eau produisent ce retour des accès ; la minéralisation ne le provoque pas. Chez l'habitant de la Franche-Comté, la fièvre était quotidienne, elle fut aisément coupée par l'interruption momentanée du traitement et par l'administration du sulfate de quinine. Chez le négociant d'Afrique, la fièvre reprit le type quarte qu'elle avait en Algérie. Le traitement fut interrompu plus de quinze jours et le sulfate de quinine donné chaque jour, même les jours d'apyrexie. La fièvre quarte guérit, mais après avoir pris le type quotidien, ce que l'on voit généralement dans nos climats.

7° DANS LE DIABÈTE.

Le diabète, de διαβαινειν, passer à travers, n'est en réalité que la désignation d'un symptôme, le passage du sucre dans l'urine ; et, sous ce rapport, on pourrait nommer diabète ou glycosurie un même fait pathologique. Mais il est d'usage aujourd'hui de réserver le nom de diabète à une affection dont la glycosurie et la polyurie ne sont pas les seules expressions phénoménales. Et cependant, quand il s'y joint l'irrégularité dans l'appétit, souvent la boulimie, la soif exagérée, l'acidité de la salive, la sécheresse de la peau, l'amaigrissement, les tubercules pulmonaires, cet ensemble de symptômes, qui caractérise une ruine rapide de l'organisme, n'appartient pas à une maladie dont la nature pathologique soit connue. On voit, en effet, et je vais y revenir, que certaine lésion précise d'un point du système nerveux produit la glycosurie; mais si la physiologie nous donne la clé du trait d'union entre une lésion nerveuse et un symptôme important, elle ne saurait nous dire en vertu de quelle évolution pathologique se produit cette lésion nerveuse, soit par irritation du poumon ou du bout supérieur du pneumo-gastrique coupé, soit par une irritation de la moelle allongée, qui augmente son action réflexe. On voit donc de quelle obscurité est encore entourée cette question du diabète. Des points de physiologie pathologique sont aujourd'hui éclairés expérimentalement; mais c'est une lumière limitée qui se borne à expliquer un acte de physiologie pathologique, sans jeter le jour nécessaire pour déterminer la nature pathologique de l'affection.

Aussi le traitement du diabète est-il incertain, hésitant. Ici l'art ne peut procéder par déductions sûres, précises; il ne peut être le corollaire de la science, car, pour bien connu que soit physiologiquement le mode de production de la glycosurie, il faut se rappeler que tout traitement, pour se conformer à une règle importante d'art médical, ne doit pas s'adresser exclusivement à un symptôme ou à une lésion, il doit avoir pour objectif la maladie entière, l'unité morbide et non pas une de ses parties.

Que le diabète soit l'expression phénoménale d'une désassimilation, cela n'est pas douteux, et il n'a pas fallu, tant s'en faut, arriver à l'époque contemporaine pour en être assuré. Cela se comprend. En clinique, on saisit parfaitement les signes de ces désorganisations, sans savoir encore comment les actes pathologiques évoluent et comment ils se succèdent les uns aux autres. Cullen prétendait que, dans le diabète, il y avait une altération dans les forces d'assimilation. Rollo, Gueudeville de Caen, Thénard, Dupuytren, ont bien pensé de même quand ils prescrivaient aux diabétiques une nourriture animale. M. le professeur Andral, un chercheur, tout en admettant l'opinion de Cullen, ne voulut pas s'en tenir là; il voulut expliquer le phénomène, disant toutefois : « Je ne puis aujourd'hui proposer que des hypothèses dont j'avouerai volontiers l'insuffisance. » (*Cours de pathologie interne*, 2e édition, tome II, page 252). Et M. Andral expose ces hypothèses :

« Le point de départ de la maladie serait la suppression de la sueur et la perversion de sécrétion des muqueuses et des glandes de l'appareil digestif. » (Même ouvrage, tome II, page 253). Et il poursuit, à la même page : « Voilà l'hypothèse qui actuellement me semble la plus vraisemblable ; il en est une autre qui, quoique paraissant en différer beaucoup, présente cependant plus d'un point de contact ; je vais l'exposer.

« On peut placer dans le système nerveux le point de départ du diabète ; au premier abord, on pourrait prendre cette localisation pour une note d'ignorance, car chaque jour ne dit-on pas d'une maladie dont l'essence est inconnue : c'est une maladie nerveuse, c'est-à-dire nous ne savons rien. Mais, dans le diabète, j'accorde à cette idée une autre signification.

« Les fonctions des nerfs sont aussi variées qu'importantes dans la vie animale comme dans la vie de relation ; ils président non-seulement aux sensations, à la sensibilité, mais encore aux fonctions diverses qui concourent à l'acte de la nutrition. Là, ils agissent souvent comme servant de conducteurs entre les différents organes glandulaires, ils établissent la communication et impriment peut-être l'activité aux différentes piles qui effectuent les décompositions si variées et toujours renaissantes qui s'exécutent dans l'économie. D'un côté, un produit alcalin ; de l'autre, un produit acide ; c'est une règle invariable, c'est un indice évident d'actions qui ne trouvent d'analogue que dans les décompositions effectuées au moyen de la pile voltaïque ; à quoi bon supposer une force nouvelle quand une force connue vient nous rendre un compte suffisant de mystérieux phénomènes ? Or, si l'on admet qu'il existe dans l'économie des organes qui agissent comme des piles, si l'on admet également que ce sont les nerfs qui servent de conducteurs ou qui communiquent de l'activité à ces piles; si l'on considère, d'une autre part, que dans les diabètes toutes les sécrétions subissent de profondes modifications, ne pourrait-on pas admettre que le point de départ de la maladie existe dans les organes qui mettent en jeu ces admirables instruments, c'est-à-dire dans le système nerveux? »

Voilà où en était la science, et déjà bien avancée, en physiologie pathologique. Elle jalonnait la route à suivre, celle dans laquelle s'est engagé M. Claude Bernard. L'expérimentation allait confirmer ces larges vues que lui avait fournies l'intuition en quelque sorte.

M. Bernard a donc précisé davantage et expérimentalement l'action du système nerveux dans la production du diabète, ou mieux de la glycosurie. Ce sont de grandes recherches, mais si belles qu'elles soient, elles portent des fruits limités, parce qu'elles ne peuvent étendre le cercle de la lumière qu'elles répandent au delà de l'anatomie pathologique : elles éclairent un des phénomènes du diabète, la glycosurie, un phénomène très-important et inhérent à ces désordres, à cette ruine que nous appelons la *désassimilation*, mais elles n'expliquent pas le diabète tout entier.

Mais, avant d'en parler davantage, je veux dire quelques mots d'une théorie qui a eu un instant un certain retentissement, la théorie de M. Mialhe, ingénieuse, émanant logiquement, dans son erreur, des théories chimiques renouvelées de Sylvius de le Boé et de ses adhérents au XVIIe siècle. M. Mialhe croit à l'insuffisance de l'alcalinité du sang, insuffisance d'alcalinité qui amène ce résultat, que la destruction du sucre ne peut s'opérer dans l'organisme suivant les conditions normales.

M. Mialhe fut amené à sa théorie par ce fait constaté par lui, que le sucre de raisin ou de diabète n'a pas d'action réductive sur l'oxyde de cuivre, soit à chaud, soit à froid, et qu'il n'acquiert cette propriété qu'après avoir été influencé par une substance alcaline libre ou carbonatée.

Et voici comment M. Andral (*Cours de pathologie interne*, t. 1er, p. 454) explique le mécanisme de la théorie de M. Mialhe :

« Il résulte de ces recherches que toutes les substances alimentaires hydrocarbonatées, telles que le sucre de raisin, la gomme d'amidon ou dextrine, etc., ne peuvent éprouver le phénomène de l'assimilation qu'après avoir été transformées par les alcalins du sang en de nouveaux produits, au nombre desquels figure un corps doué d'un pouvoir désoxygénant très énergique et tel qu'il réduit très aisément le peroxyde de plomb en protoxyde, les sels de peroxyde de fer en protoxyde, les sels de bioxyde de cuivre en sels de protoxyde et même en cuivre métallique, etc »

De ce qui précède découle une conséquence forcée, c'est que les sujets chez qui la décomposition chimique a lieu, lors de l'ingestion des matières sucrées ou amylacées dans l'économie, ne sauraient avoir du sucre dans leurs excrétions rénales. Or, c'est l'état normal de l'homme, tandis que, chez le diabétique, cette importante décomposition ne saurait avoir lieu, et voilà pourquoi les individus affectés de diabète ne suent pas, et comme toutes les sécrétions cutanées sont acides, il s'ensuit que lorsque ces sécrétions sont supprimées, la présence dans le sang des alcalins libres ou simplement carbonatés devient impossible, et par suite la réaction chimique, cause première de l'assimilation, devient impossible aussi ; ce qui fait que le sucre sort de l'économie avec toutes ses qualités premières.

Le diabète tient donc à un vice d'assimilation ou de nutrition. Le sucre, loin de pouvoir servir à l'accomplissement des mutations organiques, agit comme un corps étranger dont l'économie tend sans cesse à se débarasser.

Ainsi, le fait chimique de la saccharification outrée des matières amylacées, dans les cas de diabète, n'est qu'un phénomène insignifiant, qui n'explique aucunement l'espèce d'intoxication passive que les matières sucrées font éprouver aux personnes chez qui la composition normale du sang est changée, c'est-à-dire chez les diabétiques.

M. Bouchardat a prescrit aux diabétiques un régime purement animal et azoté, se basant sur ce que le caractère principal du diabète est le défaut d'animalisation des substances alimentaires.

Voilà donc comment on procède : ici, l'on invoque un état particulier du système nerveux, et M. C. Bernard cherche à présiser cet état ; là, on invoque une altération chimique du sang, et l'on veut corriger cette lésion en fournissant au liquide nourricier les alcalins qui lui manquent : ailleurs, on invoque une cause posssible du diabète, le défaut d'animalisation des aliments, et une diététique différente est à peu près le seul traitement prescrit.

Dans ces diverses manières de raisonner, on n'envisage qu'un côté de la question ; ici, l'on fait de l'anatomie pathologique ; là, on fait de l'étiologie ; mais on n'en est pas plus avancé quant à la détermination de la nature pathologique du diabète, et le traitement, en tant que traitement, n'a été qu'une conséquence de l'interprétation erronée des choses en médecine, comme prendre la lésion pour la maladie, la partie pour le tout. C'est ce qu'a toujours fait l'organicisme, depuis le solidisme d'Asclépiade, le méthodisme de Thémison et l'humorisme encore antérieur de Proxagoras de Cos, jusqu'à l'organopathie de M. Piorry. Tout se tient, tout s'enchaîne et, parti de prémisses qui sont fausses, comme prendre la lésion pour la maladie, la partie pour le tout, on arrive à des vérités de conséquence qui sont le suprême de l'erreur, comme l'organopathie, mais qui sont déduites logiquement. On peut dire ici que le résultat est tellement grotesque, que cela devrait donner à réfléchir sur la sûreté de la route parcourue.

M. C. Bernard, matérialiste en philosophie, logiquement organicien en médecine, à en juger par ses œuvres, n'a pas fait autre chose que de l'anatomie pathologique à propos du diabète.

Eclairé par le fait chimique connu depuis longtemps et très aisément appréciable, le phénomène de désassimilation dans le diabète, M. Bernard cherche à le préciser et à en avoir la clé ; mais, malgré ses savantes expérimentations, bien qu'il ait produit à volonté en quelque sorte la glycosurie, par le fait d'une lésion précise, toujours la même, d'un point du système nerveux, il n'a pas modifié le fait clinique connu précédemment, indiqué notamment par M. Andral, et surtout il n'a pas, parce qu'il ne le pouvait dans cette voie, apporté une notion nouvelle au traitement. Pour lui, comme pour ses prédécesseurs cliniciens, il y avait toujours dans le diabète un acte pathologique, la désassimilation, la présence du sucre de raisin dans l'urine, cet acte fût-il même provoqué à volonté, comme cela a été fait, en raison des désordres produits par lacération ou par piqûre sur les origines du nerf vague, au niveau du quatrième ventricule, ou sur le nerf vague lui-même. La théorie de M. C. Bernard, expérimentateur de premier ordre incontestablement, est sans doute bien remarquable ; les faits s'y enchaînent, ils se suivent, une déduction logique les met tour à tour en relief ; mais M. Bernard ne fait en tout ceci que de la physiologie, et enfin le couronnement de son œuvre est une pure erreur. Je cite textuellement : « Le principe que j'ai cherché à mettre en évidence (*Avant-propos des Leçons de pathologie expérimentale ;* 1872, p. 7), c'est que la pathologie et la physiologie ne se séparent réellement pas dans leur étude scientifique, et qu'il n'est pas nécessaire d'aller chercher l'explication des maladies dans des forces ou des lois qui soient d'une autre nature que celles qui régissent les phénomènes ordinaires de la vie. » M. Bernard fait donc rentrer la pathologie dans le domaine de la vie. L'étude des maladies rentre dans l'étude physique de l'homme. Et plus loin (*Avant-propos*, p. 9) : « Les expérimentateurs de tous les pays, qui, depuis l'antiquité, ont cherché à rapprocher la médecine de la physiologie et des diverses sciences physico-chimiques, sont les vrais promoteurs de la médecine expérimentale. Je rappellerai ici les noms des hommes illustres qui depuis un siècle m'ont précédé dans la chaire de médecine du Collége de France. » Et il cite les noms célèbres d'Antoine Portal, de Laennec et de Magendie.

Combien les travaux de M. Bernard seraient plus fertiles pour la science si leur auteur, soit trompé par leur importance incontestable, soit engagé d'abord sur une fausse voie, n'eût eu la décevante ambition d'être le fondateur d'une médecine nouvelle. « J'aurai ainsi contribué, dit-il (*Avant-propos*, p. 7), dans la mesure de mes forces et des moyens dont je dispose, à la fondation de la médecine scientifique ou expérimentale. »

M. Bernard ne se préoccupe pas d'ailleurs du traitement des maladies, et son opinion n'est pas en faveur des thérapeutistes. « Quant à la physiologie, outre l'intérêt qu'elle offre comme science, elle devrait avoir pour effet de prémunir contre l'usage d'une multitude de médicaments inertes et surtout de médications absurdes, mal étudiées. Nous en sommes où en étaient les alchimistes ; nous cherchons parfois des absurdités, mais des faits précieux pourront en sortir. Ce n'est que lorsque les faits pourront se grouper sous des lois qui les expliquent que là pathologie devra s'en emparer, et ce n'est qu'alors que la thérapeutique scientifique pourra être créée. » (*Leçons de pathologie expérimentale*, p. 329.) Pour M. Bernard, la médecine est à faire ; il faut, à l'aide de la physiologie, connaître le mécanisme des maladies.

Partant de ce fait que les cliniciens Rollo, Nicolas, Gueudeville, Contour, ont tous observé que les organes le plus spécialement lésés dans le diabète sont les *muscles*, qui perdent beaucoup de leur volume, la *peau*, qui ne remplit plus ses fonctions et qui est d'une sécheresse remarquable, les *poumons*, où se développent des tubercules, M. Bernard en conclut (même ouvrage, p. 332) « que les organes qui semblent le plus souffrir sont donc précisément ceux qui, chez le fœtus, sont normalement pourvus de matière glycogène. Les autres organes n'ont pas souffert ; leurs fonctions s'exécutent, au contraire, avec une remarquable activité. » Le fait est que les fonctions digestives sont exagérées, et cependant la nutrition ne se fait pas.

Chez l'adulte comme chez l'enfant, la matière glycogène passerait de la forme amyloïde à un état d'organisation plus complexe ; mais cet état d'organisation peut être entravé, toute la matière glycogène se change en sucre de raisin. « Chez tous les animaux, dit M. Bernard (p. 333), les phénomènes nutritifs sont de deux ordres : les uns répondent à ***l'assimilation***, les autres à la ***désassimilation***, représentant ainsi deux tendances chimiques opposées, l'une d'organisation, l'autre de désorganisation. Pour appliquer cette notion générale à la matière glycogène, nous dirons qu'une partie de cette matière s'assimile et que l'autre se désassimile. Le diabète répondrait à une activité prépondérante de la désassimilation. »

Le système nerveux règle ces phénomènes, et l'action nerveuse est de deux sortes : l'appareil nerveux d'une glande (et ceci s'applique au foie) est double, constitué d'une part par le grand sympathique, de l'autre par le système cérébro-spinal, en outre des nerfs de sentiment, qui interviennent aussi dans le phénomène de la sécrétion, Le nerf grand sympathique serait le modérateur des fonctions ; sous l'influence de son action, les substances pourraient, en séjournant dans les organes, y subir les métamorphoses nécessaires et servir de la sorte à la nutrition. Le grand sympathique est le nerf de la nutrition proprement dite ; il entretient l'assimilation. Voici le conclusion de M. C. Bernard :

« Chez les diabétiques, le foie sécrète trop. La matière qui s'y change en sucre ne peut être transformée en un produit d'une organisation plus complexe. La désassimilation est devenue prépondérante. On peut donc considérer le diabète comme une maladie nerveuse due à un excès d'action du nerf désassimilateur du foie qui entraîne la désassimilation prématurée d'une matière qui devait servir d'une autre manière à la nutrition. » (*Leçons de pathologie expérimentale*, 1872, p. 338.)

J'avais dit que M. Bernard ne pouvait préconiser aucun

traitement, je me trompais. Fidèle à son système de médecin physiologiste et fort logique en son organicisme savant, il termine en disant: « Le traitement du diabète devrait donc s'adresser au système nerveux. Si l'on pouvait galvaniser le grand sympathique, ce serait probablement un moyen utile. Mais avant d'arriver à un traitement physiologiquement rationnel, il faudrait résoudre une foule de questions qui attendent encore leur solution de la science physiologique. »

M. Bernard a rendu un grand service à l'anatomie pathologique, il a éclairé de lumières remarquables une des formes les plus intéressantes de la désassimilation : mais, qu'on le sache bien, la glycosurie expliquée n'explique pas le diabète, la lésion n'est pas la maladie, la partie n'est pas le tout.

Mais il y a encore une autre théorie, qui me paraît être du domaine de l'hypothèse. Je l'emprunte au *Traité de pathologie interne* de Niemeyer, t. II, p. 927 : « D'après Tscherinoff, ce ne serait pas la substance glycogène qui, dans le foie, se transformerait en sucre, mais, bien au contraire, le sucre arrivant dans le foie s'y transformerait en substance glycogène. Cette dernière ne devrait donc pas être appelée glycogène, mais glycophthinium, « substance qui détruit, qui use le sucre. » Ainsi, le foie ayant perdu la faculté de détruire le sucre, de le transformer en glycophtinium, le sucre resterait contenu dans le sang et produirait ainsi le diabète. »

Pour ceux qui seront séduits par cette hypothèse, que va devenir la théorie de M. C. Bernard sur la présence chez le fœtus d'une quantité abondante de matière glycogène sous la forme amyloïde, dans les muscles, dans les poumons, dans la peau et dans ses dépendances ? « Pourquoi le poumon, les muscles, la peau, nous offrent-ils chez le fœtus la matière glycogène sous sa forme amyloïde? dit M. C. Bernard (*Pathologie expérimentale* 1872, p. 330). Je l'ignore Mais le fait est bien constant. Les systèmes nerveux, glandulaire, osseux, etc., forment à ce point de vue une autre catégorie. Tels sont les faits que nous montre l'observation des phénomènes de développement des tissus.

» Chez le fœtus, dans une première période de la vie embryonnaire, les nerfs sont sans action sur les phénomènes chimiques de l'organisme ; en cela les fœtus ressemblent aux végétaux. Il n'en est plus de même de l'adulte. Chez celui-ci, le système nerveux règle, au contraire, par son influence, tous les phénomènes qui s'accomplissent entre les organes et le sang, qui forme autour d'eux un véritable milieu interne, liquide.

» Chez l'adulte, le foie est l'organe dans lequel s'est concentrée la matière glycogène, sur la production et la destruction de laquelle le système nerveux exerce évidemment une grande influence. Or, c'est précisément dans cette action du système nerveux que nous devons chercher l'explication du mécanisme du diabète. »

Ces théories, qui s'éloignent l'une de l'autre, se rassemblent sur un terrain, celui de l'anatomie pathologique. On cherche la pathogénie du diabète, et on veut la trouver dans une lésion.

Et cependant, à la page suivante. M. Bernard dit : « Le diabète est une maladie caractérisée en général, comme on sait, par de *l'amaigrissement*, une *grande débilité musculaire*, de la *glycosurie;* elle se complique assez souvent, vers la fin, de *phthisie pulmonaire*. »

Eh bien, je le demande, n'avons-nous pas ici un cadre pathologique remarquable et présenté par un anatomio-pathologiste, peut-être plus sévère sur son terrain que bien d'autres, mais enfin par un anatomo-pathologiste, par le représentant peut-être le plus autorisé, en raison de ses magistrales expériences, de la médecine physiologique ?

Ce membre de phrase, ***comme on sait***, appliqué aux phénomènes pathologiques du diabète, n'est-ce pas reconnaître la *notion traditionnelle* ? Ce n'est qu'heureux, et cela prouve que l'on est inconséquent avec bonheur : on est plus médecin, dans le sens vrai du mot, qu'on ne veut le paraître. Quant à *l'anatomie pathologique du diabète*, elle est à peu près faite, je veux dire *quant à ce que la notion des sens doit y rechercher*. Quant aux symptômes, ils sont connus. Pour ne parler que des principaux, *l'amaigrissement*, la *grande débilité musculaire*, la *glycosurie*, la *polyurie*, la *phthisie pulmonaire*, ils sont encore traditionnellement ceux du diabète.

Que veut-on de plus pour la *certitude philosophique*, qui s'impose après tout, en tant que certitude, à toutes les branches des connaissances humaines ? On a, pour le diabète, cette certitude *complète*, ce trépied sur lequel elle repose :

1° La notion de maladie. *C'est le sens commun* qui la fournit.

2° La notion des lésions de la maladie. *C'est la relation des sens qui la fournit.*

3° La notion des symptômes et aussi de causes occasionnelles. *On l'acquiert traditionnellement.*

Pour terminer, là où les anatomo-pathologistes, qui ne veulent, *sensualistes en philosophie*, qu'accueillir la relation des sens comme élément de certitude, d'autres médecins veulent trouver une maladie, un *tout*, composé de causes occasionnelles, de lésions et de symptômes, dont le corps humain n'est après tout que le *substratum*.

Maintenant, restent deux questions d'un très-grand intérêt.

Quelle est la nature pathologique du diabète? Autrement dit : A quel groupe de maladies faut-il le rattacher? Comment le classer?

Quel doit être son traitement, ou mieux, quel peut-il être?

La première est une question de pathogénie : la seconde est une question de thérapeutique qui, pour être bien élucidée, demande que l'on soit fixé à l'endroit de la première. En effet, connaître la nature pathologique d'une maladie ou d'une affection, c'est ouvrir la voie directe qui mène à la notion de son traitement. C'est de cette façon que l'on peut affirmer, parce que la théorie et la pratique le prouvent, que l'art procède de la science et qu'il la suit.

Mais nous sommes à une époque où la notion de la maladie est interprétée généralement d'une manière erronée, où elle est obscurcie par les agissements de telle ou de telle autre forme de l'organicisme, ce produit si direct et si logique du sensualisme en philosophie, qui n'envisage que le côté sensible, tangible de la maladie, l'altération matérielle. Quoi de plus naturel, j'en conviens, qu'au milieu des grandeurs de l'organicisme, la recherche de la nature pathologique des maladies paraisse un rêve dont il faille ne pas s'occuper?

Voilà où conduit une philosophie qui, logiquement cependant, mène la science à l'erreur. Partant de prémisses qui sont fausses, on arrive logiquement à une vérité de conséquence qui est une erreur en raison des prémisses fausses dont elle procède. Que de vérités de conséquence qui sont fausses, bien que déduites logiquement, dans les diverses branches des connaissances humaines. Mais ici, je veux me rappeler, pour me borner dans mes appréciations, qu'il s'agit de médecine et, en particulier, du diabète. — J'en ai fini sur ce point de philosophie et de pathologie générale : un mot seulement encore. Je disais donc qu'une vérité de conséquence est souvent déduite logiquement d'une vérité de principe qui est une erreur ; celle-ci, par exemple, en pathologie :

La maladie réside dans la lésion, dans l'altération des solides ou des liquides. — ce qui revient à dire : *le tout réside dans la partie*, celle-ci représente la totalité.

Toute manifestation morbide, toute affection ne vaut, pathologiquement parlant, qu'en raison de la place qu'elle occupe, et le seul moyen d'arriver à une notion un peu précise *en art médical*, c'est de bien établir la place de cette affection en nosographie, car, il ne faut jamais l'oublier, comme je l'ai dit plus haut, l'art procède de la science et il la suit.

Quelle est donc la nature pathologique du diabète?

Dans les circonstances actuelles, en l'état présent de la science, je regarde le diabète comme une affection de la scrophule, je le range à côté de l'albuminerie.

Ces deux affections ont un phénomène, je veux mieux dire, une lésion commune, la *désassimilation* et la lésion ultime, dans l'un et l'autre cas, c'est le tubercule. Le tubercule ! cette dernière étape de la *misère physiologique!*

Quels sont les symptômes du diabète ?

La *polyurie*, la *présence du sucre de raisin dans l'urine,* la *soif* qui n'est que le résultat de la quantité considérable d'eau perdue par les reins, la *sécheresse de la peau*, c'est-à-dire une *forte diminution de la perspiration insensible*, la *faim* qui est quelquefois insatiable et cependant jointe à l'*amaigrissement*, ce qui dépend sans doute de ce fait que l'usure des éléments azotés du corps est considérable chez les diabétiques, si l'on en juge par l'augmentation de la production d'urée. C'est à cette dernière lésion que doivent certainement être attribués ces phénomènes de physiologie pathologique : la *diminution de la température du corps* et *l'impuissance* (1).

La *carie dentaire* qui, d'après Falk, et c'est une juste appréciation, s'explique par l'action sur les dents de l'acide libre qui se forme pendant la décomposition de la sécrétion buccale chargée de sucre n'est point rigoureusement un symptôme du diabète, mais un simple accident. — Il en est de même de ces *excoriations qui se forment au prépuce et au gland*, surtout chez les individus atteints de phimosis, ou encore, chez les femmes, de ces *excoriations qui entourent l'orifice de l'urèthre*. Ce sont aussi des accidents, mais très-pénibles en raison des douleurs qu'ils procurent, et qui

---

(1) L'impuissance est, d'après mes observations, un phénomène à peu près constant. Chez les hommes du moins, et le diabète est beaucoup plus fréquent chez l'homme que chez la femme, une fois l'affection bien confirmée, il n'y a ni érections, ni désirs vénériens. C'est ce que M. Contour a déjà mentionné, dès 1844, dans sa remarquable *thèse inaugurale, du diabète*, page 49. Robert Willis a remarqué que, dans un des quelques cas de guérison qu'il ait eu à sa connaissance, la seule fonction qui se fit attendre fut la fonction génitale. M. Contour ajoute : « Elliotson estime que ces symptômes se rencontrent neuf fois sur dix, et il pense que la sécrétion spermatique cesse entièrement de se faire. On a noté encore la flaccidité du scrotum, l'atrophie des testicules, l'enflure et l'excoriation du prépuce ainsi que de la muqueuse qui recouvre le gland. Chez les femmes, les règles se suppriment fréquemment, et il serait curieux de savoir si, chez elles aussi, les désirs vénériens s'éteignent, et si le diabétisme les frappe de stérilité. »

sont dus au contact répété de ces parties avec l'urine sucrée.

Enfin, d'autres symptômes qui n'évoluent qu'en raison d'une force de résistance bien amoindrie, bien au-dessous du niveau normal, sont *les tendances à la mortification et à la gangrène*. Chez les diabétiques, on voit des furoncles, des anthrax, la gangrène spontanée des extrémités; les inflammations, en particulier la pneumonie, ont de la tendance à se terminer par abcès et par gangrène.

La *phthisie pulmonaire* est le phénomène ultime du diabète chez un grand nombre de malades. Griesinger a prétendu que la moitié des malades succombent à cette affection.

Je crois, pour ma part, que cette opinion demeure bien au-dessous de la vérité. Les malades qui succombent avant l'évolution des tubercules pulmonaires n'ont pas eu une force de résistance suffisante pour arriver jusque-là.

Cette lésion terminale du diabète indique sa nature pathologique. C'est une affection spéciale de la scrophule, qu'il faut ranger à côté de l'albuminerie, qui la complique d'ailleurs quelquefois.

Quel doit être le traitement du diabète?

Il doit être en rapport avec sa nature pathologique : il doit combattre cette terrible désassimilation qui marche parfois avec une effrayante rapidité et dont les effets, si l'on ne fait un traitement actif et convenable, sont toujours désastreux.

La plupart des moyens qui ont été employés contre le diabète ont été choisis dans la série des médicaments analeptiques. Les agents de la diététique ont été aussi mis à contribution, et avec raison. On a pris soin de refuser aux diabétiques toutes les substances alimentaires qui peuvent créer du sucre en plus grande quantité ou favoriser son expulsion par des voies anormales. Tout cela est on ne peut plus rationnel, et ce traitement, qui fait à peu près la base des prescriptions de M. le professeur Bouchardat, a aujourd'hui toute faveur. Ainsi, l'on supprime les boissons et les aliments sucrés, on diminue beaucoup la quantité du pain et des féculents, ou mieux on les supprime et l'on ne permet que le pain de gluten.

Ce pain est fait avec de la farine qu'on a préalablement lavée pour la priver de la plus grande partie d'amidon possible (1). On recommande la viande, les œufs, le poisson, et l'on choisit parmi les légumes ceux qui ne sont pas féculents, du vin généreux et quelques substances qui sont tout à la fois des aliments et des médicaments, comme les aliments gras, l'huile de foie de morue, puis le café noir, le thé sans sucre. L'exercice au grand air, au soleil, des vêtements chauds, l'absence de toute espèce d'excès complètent ce traitement analeptique.

Ce n'est pas que la série des médicaments vantés contre le diabète ne soit très-longue et je ne veux pas examiner la valeur de chacun de ces remèdes. Je veux seulement dire quelques mots de deux d'entre eux, les seuls qui conservent de la faveur : je veux parler des alcalins et du chlorure de sodium.

Avant que l'on ait conseillé, comme on l'a fait, les eaux de Vichy contre le diabète, l'on avait employé

(1) Le gluten ou triticine est une substance organique que Beccaria a trouvée dans les graines des céréales. On l'isole par le lavage répété de la farine. Soumis à la chaleur, il se comporte comme les matières animales.

certains autres alcalins, l'eau de chaux (Willis, Watt, Fothergill, Sauvages, Richard Broklesby), la magnésie calcinée (Hufeland, R. Willis), etc. L'usage des eaux de Vichy a remplacé l'emploi des alcalins sortis des laboratoires. « Les indications de la thérapeutique du diabète, dit M. Durand-Fardel, nous paraissent pouvoir se résumer actuellement dans les considérations suivantes : écarter le plus possible de l'organisme les conditions de reproduction du phénomène morbide essentiel, la non-destruction du sucre, en supprimant l'introduction des principes sucrés ; assurer l'accomplissement le plus régulier possible des fonctions digestives, activer les fonctions cutanées, et tout ce qui peut concourir à l'oxygénation du sang. » (*Traité des eaux minérales*, p. 734). Plus loin, à la page suivante, M. Durand-Fardel reconnaît que les eaux de Vichy, dont l'effet, très-prompt d'ailleurs, a été de supprimer en grande partie la présence du sucre dans les urines, ne conservent pas cette propriété après le traitement. « Lors même que le sucre avait complètement disparu à Vichy, nous l'avons toujours vu se montrer de nouveau, au moins chez les malades que nous avons retrouvés ; mais cette réapparition du sucre, qui n'a quelquefois lieu que quelques mois après, s'opère en général dans de moindres proportions qu'auparavant. » Mais enfin, les malades ne sont pas guéris. On ne peut même savoir d'une manière bien nette si la privation des matières sucrées et des féculents n'a pas été pour beaucoup dans l'amélioration qui s'est produite. Les eaux alcalines n'offrent donc, en faveur de la guérison, que des chances très-aléatoires, chances que possèdent au moins les eaux qui renferment du chlorure de sodium.

Ce sel, dont l'action est si remarquable sur l'acte de

la digestion, a été expérimenté et certes les résultats que l'on a obtenus peuvent parfaitement être mis en parallèle avec les résultats obtenus par les alcalins. Voici comment M. Contour a apprécié, en 1844, dans sa *Thèse inaugurale*, l'usage du chlorure de sodium : « Sans vouloir le recommander comme un spécifique du diabète, sans vouloir vanter outre mesure son efficacité, je crois que le chlorure de sodium est appelé à rendre d'utiles services dans le traitement de cette maladie, dont il paraît susceptible d'enrayer la marche et de faire disparaître les symptômes, surtout s'il est administré à une époque où l'affection n'est pas encore très-avancée. Il a d'ailleurs une action incontestable sur la propriété saccharifiante de l'estomac, puisque, sous son influence, on voit le sucre diminuer de quantité dans les urines, *bien que le malade continue de manger du pain*. Or, nous ne pouvons espérer la guérison du diabète que quand nous aurons trouvé le moyen d'empêcher l'estomac de convertir en sucre les aliments dont nous faisons habituellement usage. » A part les idées émises sur la production du sucre, idées émises en 1844, avant les travaux de M. Cl. Bernard, il reste acquis à la pratique que le chlorure de sodium fait diminuer le chiffe de la quantité du sucre de l'urine, *bien que le malade continue l'usage du pain*, c'est-à-dire l'usage des substances amidonnées.

Cette expérimentation me porte tout naturellement à poser cette question : si, malgré l'usage du pain, la glycosurie diminue sous l'influence du chlorure de sodium, ne peut-on penser que ce sel doive agir sur la maladie elle-même, sur l'espèce morbide, et non pas seulement sur sa lésion? Il y a certainement des recherches très-intéressantes à faire sur ce sujet.

De là, à déduire l'utilité des eaux chlorurées sodiques, il n'y a qu'un pas. L'expérience confirme ces données de l'induction.

On a songé aux bains de mer, mais l'hydrothérapie marine n'est rien moins qu'indiquée et l'on sait par expérience qu'elle ne donne que des résultats très-incomplets; de plus, l'usage de l'eau froide n'est pas toujours sans danger dans une maladie où la force de résistance est tellement au-dessous de son niveau normal.

« M. Gaudet, dit M. Durand-Fardel (***Traité des eaux minérales***, p. 741), lorsqu'il a publié son excellent ouvrage sur les ***bains de mer***, paraissait n'attacher que très-peu de valeur à la médication marine dans le diabète. Il avait vu l'appétit augmenter, les progrès de l'affaiblissement se suspendre, une apparence de santé se montrer, mais sans ***que la soif et l'hypersécrétion urinaire eussent été modifiées un seul instant***. M. Gaudet n'avait vu à cette époque qu'un petit nombre de diabétiques. Mais, dix ans plus tard, il n'était pas beaucoup plus explicite sur ce sujet. Les faits qu'il avait observés jusqu'alors n'étaient encore ni assez nombreux ni assez complets pour lui permettre de poser des conclusions formelles sur la portée thérapeutique de cette médication. Cependant il a obtenu plusieurs fois des modifications favorables dans les degrés moyens de la maladie, et il a remarqué au contraire de l'aggravation dans les degrés extrêmes. « Les bains de mer, dit M. Gaudet, ne doivent être considérés, dans les cas de ce genre, que comme un auxiliaire excellent à la reconstitution de l'état général, quand on est en mesure de l'obtenir. » M. Bouchardat exprime parfaitement l'indication des ***bains de mer***, en disant « qu'ils ne doivent être employés que chez les diabétiques capables de réagir. La réaction ne s'obtient pas seulement par les forces intrinsèques de l'organisme; elle s'obtient aussi par les conditions dont on entoure les malades. C'est ainsi qu'un exercice très-actif est indispensable en faisant usage des bains de mer. Il ne faut donc pas prescrire ces derniers chez les diabétiques incapables de prendre un exercice suffisant. »

Parce que le bain de mer, dans le diabète, ne modifie en rien la soif et l'hypersécrétion urinaire, ce serait faire un mauvais procès aux eaux chlorurées sodiques que d'en conclure à leur inefficacité contre le diabète. C'est le mode d'emploi qui est désastreux. Le bain de mer, ai-je dit, n'est que de l'hydrothérapie, pas autre chose. Or, pour profiter de l'hydrothérapie, dans des cas qui doivent être parfaitement déterminés, il faut encore avoir la force de réagir. Autrement, le patient est en quelque sorte stupéfié et que peut-il résulter, immédiatement ou bientôt, de ces perturbations quotidiennes imposées à l'organisme ?

J'ai vu en 1843, dans la pratique de Martin-Solon quelques-uns des résultats obtenus par le chlorure de sodium, et mentionnés par M. Contour. En 1863, j'ai donné des soins à un diabétique à Salins. Sous l'influence de l'eau chlorurée sodique, et bien qu'il mangeât encore du pain, en petite quantité il est vrai, la soif, l'hypersécrétion urinaire et la quantité du sucre diminuèrent beaucoup. En même temps, l'état général s'était amélioré.

Le traitement doit consister en bains modérément et graduellement minéralisés. De plus, il faut boire de l'eau de la source. Dans certains cas où la production du sucre serait très-considérable, je donnerais volontiers, comme complément de traitement, une certaine dose d'eaux-mères à l'intérieur, *une à deux cuillerées à café* dans une tasse de bouillon.

En résumé, le diabète est une maladie générale et la présence du sucre dans les humeurs et même dans les tissus en est la lésion principale, lésion qui a d'ailleurs son origine très-probablement dans la moelle allongée, au niveau de la naissance du pneumo-gastrique. En dehors des analeptiques et de la diététique, les eaux alcalines et les eaux chlorurées sodiques sont, de tous les médicaments qui ont été employés, ceux qui conservent encore une certaine faveur.

Outre leur action reconstituante, les eaux chlorurées sodiques, à l'exclusion des bains de mer, je veux dire à l'exclusion des pratiques de l'hydrothérapie dans la grande majorité des cas, ont sans doute une action plus intime, plus direct contre la maladie, contre l'entité morbide. L'expérience a prouvé leur utilité incontestable, au moins égale à l'utilité que l'on trouve dans l'emploi des alcalins.

Je rappelle encore que l'usage du chlorure de sodium fait diminuer la glycosurie, alors que cependant des matières amidonnées, comme le pain, sont ingérées dans l'estomac.

8° DANS L'ANÉMIE ET LA CHLORO-ANÉMIE.

L'anémie est cette lésion du sang caractérisée par la diminution des globules, la fibrine demeurant à son chiffre normal, et par quelques autres particularités anatomiques : le cœur et les vaisseaux revenus en apparence sur eux-mêmes, la décoloration et la flaccidité des tissus, point d'engouement hypostatique à la face inférieure des poumons, légèreté de leur tissu, infiltration de sérosité dans le tissu cellulaire des membres et souvent de l'épanchement dans quelques cavités séreuses, épanchement toujours minime d'ailleurs et qui ne constitue pas, par lui-même, une affection nouvelle.

Cette lésion du sang se produit surtout chez les individus, dont le tempérament est déjà lymphatique, ou lymphatique sanguin, en l'absence bien entendu des hémorrhagies traumatiques ou spontanées et des émissions sanguines exagérées faites en vue d'un traitement, causes dernières qui, en provoquant l'état exsangue et laissant l'assimilation forcément en arrière, provoquent l'anémie.

Quand, chez un sujet lymphatique, l'anémie est manifeste, il y a toujours au moins imminence morbide et la nécessité de reconstituer l'organisme est évidente. On peut trouver l'anémie dans un assez grand nombre de maladies où il y a une perturbation fort grande apportée à la nutrition et où une action reconstituante semble indispensable : dans la phthisie, dans le carreau, dans la cachexie paludéenne, dans la cachexie syphilitique, dans l'empoisonnement saturnin, dans certaine forme de la goutte et du rhumatisme.

Mais cette lésion du sang change de physionomie, sa nature restant la même, quand elle évolue à un certain âge de la vie, chez les femmes. C'est la ***chlorose***, que caractérisent les expressions synonymiques, ***febris amatoria***, (sans doute parce qu'elle survient souvent à l'âge nubile et que parfois la continence imposée aux filles paraît en être la cause la plus immédiate), ***febris alba***, ***pallidus morbus***, ***fœdus virginum color*** (fœdus pris dans le sens de *laid*, *malpropre* au plus, mais non dans le sens de honteux, de déshonorant : jamais la chlorose n'a été envisagée à ce point de vue), ***icteritia alba*** (la peau est souvent d'un jaune de cire), *morbus virgineus*, *cachexia virginum*, *chloro-anémie*, *pâles couleurs*. Il faut remarquer de plus que *chlorose* est une expression phénoménale, car χλωρός signifie *vert*. Il est certain que certaines chlorotiques ont une espèce de reflet vert de la peau.

J'ai dit que l'anémie et la chlorose étaient deux affections identiques, et c'est pour ce motif que je dénomme la chlorose plus volontiers *chloro-anémie*. C'est ce qu'enseigne M. le professeur Grisolle. « C'est à tort, dit-il, que la plupart des médecins considèrent encore la chlorose comme une affection distincte de l'anémie ; quant à nous, nous ne saurions voir entre elles aucune différence capitale. D'après tous les auteurs, en effet, on observe dans la chlorose la flaccidité des chairs, la pâleur verdâtre ou jaunâtre de la peau, qu'on a aussi comparée à la couleur de la cire blanche qui a vieilli. Il y a de l'essoufflement, des palpitations, un bruit de souffle à la région du cœur, un bruit de souffle simple ou musical, un ronflement ou un bruit de diable dans les artères principales ; le pouls est tantôt petit, tantôt il est ample et dur, comme dans l'hydrohémie ; il y a des lipothymies et des syncopes. L'appétit est diminué ou perverti, dépravé ; il y a de la dyspepsie, des aigreurs, des douleurs de nature névralgique à la tête, aux tempes, à la poitrine; l'estomac est surtout le siége de tiraillements et de crampes. Ces douleurs sont remarquables par leur mobilité et par leur siége inconstant. Les malades sont tristes, abattues, nonchalantes, et évitent toute espèce de mouvement. Enfin, le sang présente dans sa constitution tous les changements que nous avons précédemment trouvés dans l'anémie.

« Personne ne saurait méconnaître dans ce tableau,

les caractères de l'anémie, tels que nous les avons tracés tantôt ; seulement, ayant fait de la chlorose une maladie spéciale à la femme, et affectant surtout les jeunes filles à peine nubiles, on a noté comme étant à peu près constants, divers troubles ultérins, tels que aménorrhée, dysménorrhée, écoulements leucorrhéiques. Cependant, il n'est pas rare, dans les cas dont nous parlons, de trouver la menstruation parfaitement régulière, le sang perdu est seulement un peu plus pâle ; enfin, parfois, ainsi que nous l'avons déjà noté dans l'anémie, il existe de temps en temps des pertes utérines qui ont toujours pour effet d'augmenter l'état anémique. Ces troubles de la menstruation et ces écoulements blancs excitent ou augmentent les accidents nerveux que l'appauvrissement du sang déterminait déjà, et qui doivent être ici d'autant plus marqués que le sexe et la constitution y prédisposent davantage. Comme on le voit, il n'y a rien qui soit caractéristique d'une affection distincte (1). »

J'ai noté tout à l'heure l'état anémique qui est le résultat des hémorrhagies ; mais j'insiste tout particulièrement sur l'anémie qui suit les pertes de sang répétées, et souvent considérables, à l'époque de la ménopause. Celle-ci terminée, un traitement reconstituant est souvent utile, quelquefois indispensable.

Les préparations ferrugineuses, et la chose est vraie en grande partie, ont le privilége de passer pour le traitement le plus efficace, pour le traitement tout naturel de l'anémie et de la chloro-anémie. Et cependant, les ferrugineux ne sont pas les seuls médicaments qui puissent influencer cette lésion du sang. Je dis même plus : il y a des circonstances, encore

(1) *Traité de pathogénie interne*. 4e édit., t. 1er, p. 204.

assez nombreuses, où les ferrugineux insolubles ou non, ne sont pas supportés : l'estomac les accepte mal et il se révolte contre ces préparations. M. Durand-Fardel a parfaitement envisagé la question, quand il a dit que « ce qui fait alors défaut à l'organisme, ce n'est point le fer, qu'il est toujours facile d'introduire en quantité très-suffisante pour l'alimentation ; c'est la *faculté de l'assimiler* : c'est là ce qui frappe si souvent d'impuissance toute médication ferrugineuse (1). »

Le fait est très-vrai. D'abord, dans l'anémie qui succède aux hémorrhagies, surtout chez les sujets jeunes, la faculté d'assimilation est assez grande pour réparer les pertes sans introduire du fer dans l'organisme. Tout au plus faut-il activer la nutrition et les eaux chlorurées sodiques conviennent merveilleusement dans ce cas. Mais dans l'anémie qui vient lentement, progressivement, et surtout dans la chloro-anémie, combien de fois le fer échoue-til ? La vérité est que, dans ces cas, le tempérament lymphatique aidant souvent, il ne s'agit pas de refaire des globules sanguins avec du fer. La iatro-chimie échoue encore et ce n'est que justice. La lésion du sang entraîne fréquemment alors une imminence morbide et, suivant les conditions déterminées du tempérament et de l'idiosyncrasie, elle va devenir la cause occasionnelle la plus importante de telle ou telle autre maladie chronique, qui va évoluer. Que de jeunes filles à l'époque de la puberté, sous l'influence puissante de cette cause qui révèle une atteinte portée à la nutrition, au moment où l'accomplissement régulier de cette fonction est le

(1) *Traité des eaux minérales*, p. 718.

plus nécessaire, que de jeunes filles deviennent, les unes rachitiques, les autres phthisiques ! Combien d'autres voient se reproduire alors plusieurs de ces affections plus communes dans le bas-âge, affections qui font le désespoir des familles, surtout à cette période de la vie, et qui décèlent une maladie constitutionnelle mal éteinte? Qu'a fait le fer pour conjurer tous ces malheurs ? Rien. Il n'a pas même souvent amélioré la lésion, pour ce motif, que celle-ci a des causes générales qui l'entretiennent et que, imminence morbide aujourd'hui, elle est bientôt demain partie intégrante de telle ou telle autre maladie, elle en procède. Le fer peut alors avoir son utilité, mais utilité limitée : il ne s'agit plus de provoquer un phénomène de laboratoire : la iatro-chimie a tort devant le sens commun.

Le point important, c'est de modifier le plus tôt possible les conditions dans lesquelles se trouve l'organisme. Beaucoup d'eaux minérales mènent à ce résultat, et mieux peut-être que des eaux ferrugineuses proprement dites, des eaux dont la présence du fer est la caractéristique. D'autre part, il est bon de noter que beaucoup d'eaux sulfurées et d'eaux chlorurées sodiques, que toutes les eaux bicarbonatées renferment du fer, mais en petite quantité.

Comme traitement curatif de l'anémie qui s'est développée lentement, de la chloro-anémie dans les mêmes circonstances, comme traitement prophylactique d'une maladie constitutionnelle dont la lésion du sang va devenir la cause occasionnelle, les eaux clorurées sodiques me paraissent préférables à toutes les autres eaux minérales. Je rappelle encore une fois la curieuse expérience analytique de M. Poggiale sur l'augmentation des globules sanguins, seulement par l'ingestion du chlorure de sodium. C'est ici que les bains de mer sont trop souvent employés aveuglément chez tous les malades, et cependant que de jeunes filles chlorotiques sont assez débiles pour ne pouvoir réagir contre cette hydrothérapie qui ne varie qu'au gré des variations atmosphériques ! Je comprends l'hydrothérapie, et j'en fais usage, mais chez les malades qui ont déjà repris quelques forces, chez les malades qui ne sont déjà plus, du fait de leur maladie, dans cet état de nonchalance, de laisser-aller, d'allanguissement si peu en rapport avec l'âge de ces jeunes filles. L'expérience a démontré depuis longtemps les bons effets que l'on retire des eaux chlorurées sodiques. A Salins, les faits de guérison sont très-communs.

Le traitement que je prescris est généralement le suivant : vingt-cinq à trente bains, d'eau de la source d'abord, puis graduellement plus minéralisés par l'addition d'une certaine quantité d'eaux-mères. Ces bains sont pris chauds à 34°, 35° c. Peu à peu, je diminue le degré de la température et, des bains frais, je passe à l'hydrothérapie, comme complément de traitement ; mais il faut que mes malades soient déjà mieux et que je sois assuré qu'elles réagissent bien.

Il m'arrive souvent de remplacer, surtout pendant la seconde moitié du traitement, le bain de baignoire par le bain de piscine. D'autres fois, et en cela j'agis suivant les forces des malades, je fais prendre un bain de baignoire le matin et un bain de piscine dans la journée. Pendant la première moitié du traitement, je joins la douche chaude à 38°, 40° c., aux bains. La douche est prise chaque matin avant et, le plus souvent, après le bain, quelquefois dans la journée. Plus tard, vers la fin du traitement, les douches écossaises sont bien supportées et elles déterminent une plus grande énergie dans tous les systèmes. Je fais toujours cesser tout médicament différent, ferrugineux ou autre. Je conseille l'eau de la source à l'intérieur, en général un verre, un verre et demi.

Chez les chloro-anémiques, je ne m'occupe pas spécialement de l'aménorrhée et de la dysménorrhée. Chez les filles qui ont déjà été réglées, le traitement a pour effet de rappeler le retour du flux menstruel ou de le faciliter. Il est d'ailleurs indispensable de ne rien faire pour l'entraver, (je fais toujours suspendre les bains au moment où il s'opère), et de tout faire pour le favoriser. Chez les filles qui n'ont point été réglées et qui, par leur âge, par leur stature, par le développement de leurs formes, sont en mesure de l'être, le traitement amène souvent cet heureux résultat, quand l'organisme a subi une transformation convenable et suffisante pour l'accomplissement régulier des fonctions et particulièrement des premières fonctions de la matrice.

Les phénomènes nerveux dans la chloro-anémie sont d'autant plus prononcés que l'appauvrissement du sang est plus considérable, qu'il dure depuis plus longtemps ou qu'il s'est renouvelé plus souvent. Ces phénomènes nerveux sont encore, quant à l'intensité, en rapport direct avec le tempérament. Celui-ci peut être tout à fait spécialement le tempérament nerveux. Ils sont aussi en rapport direct avec le genre de vie ; si celui-ci surexcite vivement les facultés morales et les facultés affectives, il en résulte une excitation plus grande du système nerveux.

On peut dire qu'en général le traitement suivi à Salins n'a jamais, dans ces circonstances, surexcité les phénomènes nerveux habituels à la chloro-anémie. Loin de là, je les ai toujours vus diminuer d'intensité, à mesure que la lésion du sang se modifiait et que les troubles apportés aux fonctions premières des organes de la génération tendaient à diminuer d'abord, puis à cesser complètement.

9° DANS L'IMPUISSANCE ET LA STÉRILITÉ.

L'impuissance résulte des troubles apportés à l'acte copulateur.

La stérilité résulte des troubles apportés à l'acte fécondateur.

Il peut y avoir impuissance chez l'homme et chez la femme.

Il peut y avoir aussi stérilité chez l'homme et chez la femme.

Des états morbides qui sont la source de ces troubles nous ne mentionnerons que ceux qui trouvent un remède efficace dans l'action reconstituante des eaux chlorurées sodiques, des eaux de Salins en particulier.

Ces états morbides sont : l'impuissance qui résulte d'un grand état de faiblesse ; ici, l'érection n'a pas lieu ou elle est impuissante; dans ce cas, il arrive aussi que le sperme n'est pas fécondant, on n'y trouve que peu ou point de spermatozoaires et encore n'ont-ils pas l'apparence normale, ils sont déformés. Ici, la stérilité est jointe à l'impuissance.

L'impuissance qui résulte d'excès vénériens, de la masturbation, des pertes séminales. Plusieurs de ces causes d'impuissance sont communes à l'homme et à la femme et encore ici, chez l'homme, ces excès déterminent des conditions nouvelles et imparfaites du sperme, conditions de stérilité.

Certains engorgements ovariques, récents ou anciens,

en supprimant la menstruation régulière, c'est-à-dire le développement et l'expulsion d'une vésicule de Graaf, sont une cause de stérilité (1). Ces engorgements, souvent peu considérables, peu douloureux, se montrent plus souvent qu'on ne serait disposé à le croire chez les femmes lymphatiques, molles, leucorrhéiques. Dans ce cas, les règles sont supprimées, et, à l'époque où le flux cataménial devrait se faire, aucun phénomène ne trahit cette époque.

Certains déplacements de l'utérus, déplacements hors de l'axe du vagin, sont, on le conçoit, des causes possibles de stérilité. Ils dépendent en général d'une débilité générale de tout le système, et ils sont le résultat, dans la grande majorité des cas au moins, du tempérament lymphatique exagéré.

Dans ces diverses conditions d'impuissance et de stérilité chez l'homme et chez la femme, l'action reconstituante des eaux de Salins est très-utile. J'ai plusieurs exemples dont trois qui m'ont paru très-remarquables : dans l'un, la stérilité était due, j'en ai la certitude, à des

(1) Il y a, dans le monde surtout, une confusion d'idées sur ce sujet. La fécondation n'est pas liée *nécessairement* à l'hémorrhagie menstruelle ; celle-ci est un symptôme de la menstruation que caractérise surtout le développement de l'œuf. M. Bischoff a insisté avec raison sur ces faits intéressants dans son *Traité du développement de l'homme et des animaux*, Paris, 1843. « Il est facile de prouver, dit-il, que la fécondation n'est pas liée à l'évolution menstruelle. Lorsqu'on a soutenu le contraire, on a confondu la menstruation avec l'hémorrhagie menstruelle. Il peut y avoir conception sans hémorrhagie, de même qu'il peut y avoir une évolution menstruelle sans aucun écoulement de sang. Le développement de l'œuf est le phénomène important de la menstruation, les autres peuvent manquer ; lorsqu'ils n'ont pas lieu, cela indique ordinairement une imperfection dans la fonction, et la stérilité est ordinairement, comme on le sait, le résultat de ce trouble fonctionnel. Cependant la conception peut avoir lieu, car les conditions essentielles de la menstruation sont remplies, mais ce sont des cas exceptionnels. »

pertes séminales et à une composition imparfaite du sperme qui en était le résultat ; dans les deux autres, le flux cataménial était supprimé, il y avait de la leucorrhée avec inflammation chronique de la partie supérieure du vagin et du col utérin ; ces deux malades étaient lymphatiques ; chez l'une d'elles, il y avait une antéversion ; chez l'autre, des douleurs assez vives du côté des ovaires avaient précédé la suppression de l'hémorrhagie menstruelle : depuis, elles avaient disparu, et le palper abdominal ne pouvait fournir aucune donnée, d'abord parce que cet engorgement n'était pas assez considérable pour être apprécié de cette façon, et aussi parce que la paroi abdominale était chargée de graisse. Dans ces trois cas, les eaux de Salins produisirent un effet salutaire ; dans le premier, les pertes séminales cessèrent : dans les deux autres, la leucorrhée bien modifiée, l'hémorrhagie menstruelle reparut. D'après les renseignements qui m'ont été donnés par ces trois malades, j'ai dû voir là des faits de stérilité. Les conditions pathologiques qui entretenaient celle-ci disparues, l'acte fécondateur n'étant plus troublé, la conception n'a plus trouvé d'obstacles, et elle s'est faite régulièrement fort peu de temps après.

On comprend que le traitement doit varier autant que varient les circonstances dans lesquelles se présentent les malades.

J'ai prescrit des bains graduellement minéralisés, mais je n'ai pas dépassé la dose de 20 litres d'eaux-mères par bain chez mes deux malades leucorrhéiques. Je leur faisais administrer en même temps des douches à température moyenne, à 32° c. Elles buvaient un verre d'eau chaque jour.

Quant au malade atteint de pertes séminales, je l'ai soigné longtemps. Pendant la première moitié du traitement, près d'un mois, j'ai pu combiner l'hydrothérapie avec les bains, ceux-ci minéralisés jusqu'à 30 litres d'eaux-mères, ce qui donnait, pour un bain de 200 litres d'eau, 8 kil. 907 gr. 8755 de chlorure de sodium et 80 gr. 4705 de bromure de potassium. Durant la seconde partie du traitement, séparée de la première par un intervalle de près d'un mois, j'ai administré seulement l'hydrothérapie : l'eau à 10° c., douches générales en lame, en jet et en pluie, bains de siége avec douche lombaire.

10° DANS LES ENGORGEMENTS CHRONIQUES DE LA MATRICE.

Je ne veux parler ici que de ces engorgements simples, de nature inflammatoire, toujours à l'état chronique, ou au plus subaigu, si commun chez les femmes qui ont eu des enfants et encore chez certaines autres qui, quelques mois après leur mariage, ont commencé ces séries de fausses-couches qui font le désespoir des familles. Ces engorgements, que je ne veux pas décrire, sont très-souvent liés d'une manière intime au tempérament lymphatique, qui y prédispose évidemment. Aussi, ne saurait-on trop soigner chez la jeune fille ce tempérament qui pourra être plus tard pour elle, quand elle sera mariée, le sujet de bien des tourments et de bien des maux. Il faut, chez elle, faire la prophylaxie de la stérilité, de ces engorgements utérins si souvent compliqués de déplacements de l'organe, de la leucorrhée, enfin de toutes ces affections qui trouvent dans l'excitation naturelle apportée aux organes génitaux une cause occasionnelle de développement et que l'on retrouve généralement liées, comme je l'ai dit, au tempérament lymphathique.

Le traitement devra varier suivant les circonstances, et l'on peut dire qu'il est difficile d'établir des règles générales. Cependant, on peut recommander une grande prudence dans le traitement, non pas que l'excitation à craindre puisse être imputée à l'emploi des eaux. Cette prudence que je conseille a rapport surtout à cette facilité qu'ont, chez certaines femmes, ces engorgements à revêtir tout-à-coup une forme plus aiguë. Aussi peut-on dire que ce n'est pas l'eau par elle-même qui soit à redouter, mais qu'on me permette l'expression, l'accommodation de l'emploi de l'eau à l'affection présente.

Le traitement, précisément parce qu'il doit être suivi avec mesure et modération, doit être prolongé. Durant la première partie, des bains seulement; plus tard, des douches avant ou après le bain, suivant les circonstances, des bains de siége dont la durée varie suivant la température, d'autant moins prolongés qu'ils sont moins chauds. Dans le bain de siége, la malade s'administre une douche vaginale. Chez plusieurs, j'ai conseillé avantageusement les bains de natation dans la piscine.

Pendant la seconde moitié du traitement et le plus souvent pendant une seconde saison séparée de la première par un intervalle d'une quinzaine d'une vingtaine de jours, j'ai diminué peu à peu la température de l'eau et je suis arrivé à quelques pratiques d'hydrothérapie. Dans ces cas, je n'ai jamais cessé le bain tiède de baignoire, mais, à une autre heure de la journée, j'ai fait donner des douches fraîches, j'ai employé l'immersion instantanée, rapide dans l'eau froide. J'ai obtenu quelques bons résultats ; mais il faut, pour ce mode d'emploi des eaux, que les malades soient déjà très-habitués en quelque sorte au traitement hydrominéral.

L'usage de l'eau de la source en boisson ne doit pas être négligé. Je le conseille même en dehors de la saison des eaux.

11° DANS LA LEUCORRHÉE.

La leucorrhée n'est pas une maladie à part, c'est une affection qui traduit un état constitutionnel. Je ne parle pas ici de certaines leucorrhées qui résultent d'habitudes licencieuses, et qui se montrent alors, quel que soit le tempérament : je ne parle que de ces écoulements qui se font par les parties génitales de la femme et qui sont liés à un tempérament lymphatique, à une constitution faible, molle, délicate. Ces écoulements sont loin d'être toujours blancs, comme semble l'indiquer le nom de leucorrhée (de λευκός blanc, et ῥεῖν couler) ; ils sont jaunes, jaunes verdâtres, suivant leur durée, suivant certaines circonstances accidentelles. Ils existent sans douleur, sans chaleur même, ou à peu près, dans le vagin. Ils sont la matière d'excrétion anormale qui accompagne une inflammation chronique, quelquefois subaigu de la muqueuse utérine et surtout de la muqueuse du col et du vagin. Ils sont accompagnés de douleurs vagues dans les aînes, la partie supérieure des cuisses, les reins, le bas ventre quelquefois, de douleurs d'estomac, de gastralgie, etc. La leucorrhée, ai-je dit, est une cause de stérilité. Elle complique fort souvent les engorgements simples de la matrice, avec ou sans ulcération du col.

Le traitement que j'ai indiqué dans le paragraphe précédent est parfaitement applicable ici. J'ajouterai seulement qu'on ne saurait le restreindre ; il faut le prolonger, il faut, pendant l'hiver, se tenir sous son influence, à l'aide de bains avec addition de 3 à 4 kilos de sel d'eaux-mères de Salins, il faut plusieurs saisons de bains pour modifier un état pathologique extrêmement tenace. L'on sait qu'il y a des femmes qui ont des flueurs blanches toute leur vie. Ce traitement par les eaux de Salins a double avantage : il modifie le tempérament lymphatique, la cause occasionnelle la plus puissante de ces écoulements ; d'autre part, l'eau de la source, pure ou additionnée d'eaux-mères en proportions variables, agit comme topique sur les muqueuses enflammées chroniquement et elles agissent fort bien, dans ces cas, à la façon des médicaments substitutifs.

12e DANS LA CONVALESCENCE LENTE, PÉNIBLE DE PLUSIEURS MALADIES AIGUES.

Il y a des maladies, les fièvres continues en particulier, ainsi la fièvre typhoïde, qui laissent après elles une débilité considérable, d'où les malades ont de la difficulté à sortir.

Il y a des maladies, encore les fièvres continues, et parmi elles, certaines fièvres éruptives, la rougeole, la scarlatine, et encore aussi la fièvre typhoïde, ce type des fièvres continues, qui apportent dans l'économie un trouble affreux qu'elles laissent après elles comme un souvenir perpétuellement douloureux de leur passage : la constitution est changée, elle est faible, débile ; le tempérament, de sanguin ou de lymphatique sanguin qu'il était, devient extrêmement lymphatique. Cela se voit surtout dans le jeune âge et dans l'adolescence. Il y a imminence morbide.

Dans ces circonstances pénibles pour les familles, où le bonheur de voir un enfant sauvé est aussitôt contrarié par les craintes d'un avenir de maladies et de souffrances, ce qu'il y a de plus à craindre, c'est l'évolution de la scrophule ou du rachitisme.

D'autre fois, ces fièvres continues, quelques phlegmasies graves des parenchymes, le rhumatisme articulaire aigu, laissent après eux une anémie profonde, d'où les malades ne savent sortir par leurs seules forces. Il faut les y aider, sans quoi, cette anémie va troubler les conditions du tempérament, de la constitution, et devenir cause occasionnelle de l'une des maladies constitutionnelles que je citais à l'instant.

J'ai donné des soins à des convalescents et toujours avec succès. J'aurais voulu ne perdre de vue aucun de ces malades. Voici des renseignements sur deux d'entre eux : L'un, un séminariste, après une fièvre typhoïde qui l'avait laissé tellement anémique qu'il était tombé dans un état d'imbécillité, avec abolition des fonctions des sens, a pu, après deux saisons passées à Salins, l'une en **1860**, l'autre en **1861**, reprendre ses travaux et poursuivre ses études avec succès. A Salins, tout le monde peut se rappeler ce pauvre jeune homme qui semblait voué à une mort prochaine ; tout le monde se rappelle encore l'heureux changement qui s'était opéré en lui quelques mois après. L'autre malade, dont la convalescence avait été beaucoup modifiée et abrégée par l'usage des eaux de Salins, était une jeune femme qui avait eu un rhumatisme aigu très-violent. Elle était arrivée au plus haut degré de l'anémie.

On comprend aisément que, pour le traitement de ces diverses convalescences, je ne puisse formuler aucune loi. C'est de l'examen du malade que dérivent toutes les indications.

Toutefois, je conseille avant tout les bains, à peu près exclusivement, les bains chauds, graduellement minéralisés. Et si je préfère de beaucoup, dans ces circonstances, les eaux chlorurées sodiques aux bains de mer, c'est que l'hydrothérapie, marine ou autre, pour être employée, et pour ne pas être un moyen aveuglément perturbateur, exige au moins un sujet chez lequel la réaction soit possible. Or, certes, elle ne l'est pas chez un grand nombre de ces malades.

Ce n'est pas à dire que, dans ces cas, je réprouve les pratiques de l'hydrothérapie. Au contraire; mais je m'en sers comme complément de traitement, quand le sujet a déjà repris des forces suffisantes; je ne m'en sers que pour entretenir le bénéfice opéré de la transformation d'un état anémique profond en un état opposé.

FIN.

TABLE DES MATIÈRES

Imp. Victor Damelet à Lons-le-Saunier (Jura).

www.ingramcontent.com/pod-product-compliance
Ingram Content Group UK Ltd.
Pitfield, Milton Keynes, MK11 3LW, UK
UKHW020241180726
13839UKWH00001B/112